30代までに
絶対に知って
おきたい
卵子の話

産婦人科医・生殖医療専門医
金谷美加 著

WAVE出版

はじめに

女性が積極的に社会進出し、キャリアアップを目指すことができるようになった今、仕事や趣味などに没頭しているうちに、妊娠・出産の適齢期を過ぎてしまった……という人が増えています。

頑張って、努力して、着実に夢をかなえてきた女性たちにとって、20代後半から30代はあっという間。ふと気づいた時にはアラフォーだった、という声もよく耳にします。でも、そんな彼女たちは本当にパワフルで元気。見た目も若々しく、輝いて見えます。

当然、「結婚しても仕事はしばらく続けて、新婚生活を満喫してから赤ちゃんを」と考えたり、芸能人や人気モデルが幸せな出産をしたニュースに触れて「まだ大丈夫」と安心したりしてしまうのも、無理がないことかもしれません。

そんな現代女性の妊娠・出産に対する楽観的な意識に警鐘を鳴らしたのが、２０１２

年に放送されたＮＨＫスペシャル「産みたいのに産めない〜卵子老化の衝撃〜」という番組でした。そこで紹介されたのは、全国の不妊治療クリニックに訪れる30〜40代の女性たちが、**健康なのに妊娠の可能性が低いと告げられる現実**。この番組をきっかけに**卵子の老化**が注目され、さまざまなメディアで取り上げられるようになりました。

私たち不妊治療専門医にとってはごく当たり前の内容でしたが、番組を観た視聴者からの反響はとても大きかったそうです。妊娠・出産は努力だけでは思いどおりにならないということが、多くの女性に衝撃を与えたのです。

私は札幌市内で不妊治療をおこなうクリニックを開業していますが、患者さんの約8割が30代から40代。「子どもはすぐに授かるものと思っていたのに、1年経っても2年経ってもなかなか妊娠しない」という女性にたくさん出会いました。

厳しい言葉に聞こえるかもしれませんが、あえて言います。**どんなに見た目が若く体力に自信があっても、自然に妊娠できる年齢の限界は昔からまったく変わっていません。妊娠の「適齢期」は、20代です。**

そこで産みたいと思った時に妊娠できない……という女性を少しでも減らしたいと

いう思いもあって、私は２００７年に**「卵巣年齢外来」**を立ち上げました。いずれは子どもを産みたいと考えている未婚女性、また結婚していても仕事が忙しくて、今は妊娠・出産を考えていない女性たちに、**自分の卵巣の健康状態や卵子の数を知ってもらい、今後の人生設計の参考にしてもらうことを目的**としています。

卵巣にも年齢があり、それにはかなり個人差があります。卵巣年齢が若いと妊娠しやすく、40歳近くなっても妊娠できる可能性は高まりますが、逆に卵巣年齢が高いと妊娠しにくく、たとえ20代でも妊娠率は低下します。

さらに不妊治療をおこなったとしても排卵誘発剤などの薬剤や注射に対する反応が悪く、成功率が下がってしまうことも否めません。また、若くして閉経してしまう早発閉経となってしまう方もいます。

卵巣年齢の老化、すなわち**卵子の老化は、誰にでも起こる現実であり、残念ながら一度衰えた卵子はもう二度と若返ることはありません。ただし、老化のスピードを少しだけ遅らせることはできます。**

卵子の老化を遅らせるための方法と聞くと、少し構えてしまう人もいるかもしれませんが、その内容はアンチエイジングの考え方と共通する部分が多く、「ずっとキレイでいたい」「若々しくありたい」と願う女性なら、日頃から心がけていたいものばかりです。まずは卵子老化の原因となる因子（妊娠の大敵）をより詳しく知って、生活習慣や身の回りの環境を見直すことです。

この本では生活習慣等によって左右される卵子の老化スピードをできるだけ遅らせるため、**「90日間卵子の質アッププログラム」**と題し、妊娠しやすい体を目指す人におすすめの運動や食事なども紹介していますので、ぜひ参考にしてください。そして限りある卵子の存在を意識しながら、健やかな妊娠・出産に向けてのライフスタイルへと舵を切るきっかけにしてほしいと願っています。

2014年2月

産婦人科医・生殖医療専門医　金谷美加

30代までに絶対に知っておきたい卵子の話　目次

第4章　血流アップで卵子を守る……149

第5章
卵子力をアップさせる！90日間プログラム

装丁　加藤愛子（オフィスキントン）
構成　市田愛子・村本香子
イラスト　加納和典
DTP　つむらともこ
校正・校閲　大谷尚子・福田いつみ
ミカBICS考案　佐野凡子（ヨガインストラクター）
運動指導　樋口敬勇（スタジオ ヒグチ）
栄養指導　武藤聡子（栄養士・フードコーディネーター）

第1章

わかりやすい卵子老化の話

40代でも産める？　女性たちが惑わされる芸能人の高齢出産ニュース

最近では、「芸能人や海外のセレブたちが40歳前後で妊娠・出産した」と報じられても、それは特別なことではなく、世の中ではすっかり高齢出産が当たり前のものとして受け止められています。

そのきっかけとなったのが、２００６年に元プロレスラーでタレントのジャガー横田さんが45歳で自然妊娠、出産したことではないでしょうか。彼女の幸せな姿は、妊娠を望む日本の女性たちにひとつの勇気を与えました。このニュースを機に不妊治療専門病院に訪れる40代の患者さんの数が増えてきたことが、その表れでもあります。

さらに２００８年11月、インド北部に住む70歳の女性が男児と女児の双子を出産したとインド紙タイムズ・オブ・インディアが報道しました。実際には若い女性からの卵子提供による出産だったようです（卵巣や卵子には妊娠リミットがありますが、受精卵を育む子宮は、閉経後でもホルモンを与えれば機能が復活する可能性が高いのです）。

こういった、高齢出産にまつわるニュースがあふれていると「私は健康だから、きっといつかは子どもを産めるはず」と考えてしまうのも無理がないことなのかもしれません。

自然妊娠の限界は41歳

「今は仕事が忙しいので子どもは40代になったら」「周りには40代で産んだ人がいるから、自分も大丈夫」「避妊をやめたらすぐ妊娠できる」——と思っていたのに「妊娠しない」と、子どもを授かることの難しさに後から気づく女性がかなりいます。でもその時には残念ながら遅い場合が多いのです。

日本では不妊症を「定期的な性生活を送り、避妊をしていないのに2年間妊娠しないこと」と定義していますが、現実的には2年では長すぎます。現にアメリカでは、1年間妊娠しない場合を不妊としているのです。

夫婦ともに異常がなく、卵子、精子ともに元気ならば1カ月で20％、6カ月以内で74％、1年以内だと94％の人が妊娠するといわれています。これが標準的な妊娠力といわれるものです。

さらに、若くて妊娠しやすい人であれば、1カ月での妊娠率は60％、6カ月以内には100％近くが妊娠するともいわれ、そう考えると1年経っても妊娠しなければ不妊症と定義するのが妥当でしょう。

妊娠しやすさは、まず年齢によって左右されます。**30歳の女性が自然妊娠する確率は、1カ月に20％**です。一方、**40歳の女性が自然妊娠する確率は1カ月に5％**しかありません。

実際に、結婚年齢と不妊率（避妊していなかったのに、子どもができなかった夫婦の割合）の調査では、35〜39歳で結婚した女性の場合、一生子どもが持てない確率は、約30％。**40〜44歳で結婚した女性では、なんと64％が子どもを持てない**という結果に。30代後半や40歳を過ぎてから妊娠を計画したのでは、一生、子どもが持てないかもしれないのです。

「体外受精をすればなんとかなる」は神話に過ぎない

やっと妊娠を考えた時には、すでに自然妊娠は難しいだけではなく、高度な不妊治療をおこなっても成功率が低い年齢となっている……そんなケースは少なくありません。

今や日本は不妊治療大国。最も高度な治療方法である体外受精がおこなわれている数は24万件にも及び、世界でもトップの件数です。そして数だけでなく、治療のレベルもトップクラスといっていいでしょう。

しかし、最先端の治療を受けられる環境でありながら、実際には40歳の人が体外受精を1回おこなって出産まで至る割合は7・7％に過ぎません（日本産科婦人科学会による調査）。これを単純計算すると、100人中8人足らずしか成功しないということ。

さらに1人分の可能性で見ると、体外受精を13回受けて、やっと1人の赤ちゃんが生まれるという計算になります。

体への負担はもちろんのこと、**莫大な金銭的負担や精神的ストレスを味わっても成**

功する確率はとても低いという現実を、できるだけ多くの女性たちに知ってほしいと思います。

1日も早い出産が母体と胎児の異常を軽減

国会議員の野田聖子さんは40歳から不妊治療を続け、一度は妊娠したものの流産してしまい、50歳で卵子提供によって出産しました。

あるテレビ番組で野田さんが話していたことが印象に残っています。

自分は卵子提供という方法に出合ったから、今、我が子と一緒に暮らせるようになった。でも、これからの女性は妊娠適齢期や妊娠できる限界の年齢について知り、若いうちに産んでほしい。これまではそのことがあまり教育されてこなかったから、自分を含む多くの女性が知らなかった。今後は、母親自身も授かる子どもも一番リスクが少ない時期に母となれるような道を選んでほしい――。

野田さんが「リスク」という言葉を使ったように、妊娠・出産は誰でもできる普通のことと思われがちですが、実際には女性の体に信じられないようなダイナミックな変化を生じさせるため、非常に多くの危険を伴っています。

例えば赤ちゃんに酸素を送るため、血液の量は普段の1・5倍になり、体重も10キロ近く増えるため心臓に相当な負担がかかります。自分とは違う細胞を持つ胎児を異物として攻撃しないよう免疫系も抑制されるため、風邪やインフルエンザなどに感染しやすく、重症化しやすくなります。

さらに妊娠中は血液が固まりやすくなる、糖尿病や高血圧が発生しやすくなるといった変化もあり、それらを乗り越えて出産する時には、難産や大量に出血する場合もあります。このように、妊娠と出産は多くの危険と背中合わせで、これらの変化に体がうまく順応できないと母体は非常に危険な状態となり、命が奪われることさえあるのです。

年齢にかかわらず妊娠にはこうしたリスクが伴いますが、特に30代後半からはその割合が高くなります。アメリカの報告では妊娠、出産による死亡率は10万人に8・6人ですが、35～39歳では2・5倍、40歳以上では5・3倍になるといいます。日本のデータでは、40歳を過ぎた妊婦の死亡率は20～24歳の妊婦の20倍以上になると報告されています。

さらに30代後半から40代では母体への危険が増すだけでなく、胎児側の異常も多くなり、先天異常やダウン症など、障害をもった赤ちゃんが生まれる割合が高まるばかりか、赤ちゃんの死亡率も上昇します。

私のクリニックでは不育症（流産を繰り返す状態）の患者さんも多く、その半数は高齢妊娠が原因と考えられるケースです。老化した卵子は染色体の異常を起こしやすく、異常な受精卵は最初から妊娠にいたらないことが多いのですが、せっかく妊娠した場合でもほとんどが発育できず、流産してしまいます。

最近の子どもには、自閉症、発達障害といった脳の機能の障害が増えています。これについても、両親が高齢になるにつれて発生率が高まるといわれており、ほかにもリスク因子として喫煙、胎内へのダイオキシン、胎内への有機リン酸系農薬など環境有害物質の蓄積、ビタミンやミネラルの不足が関係するかもしれないと考えられ、現在、研究がおこなわれています。

また、自閉症の子どもを持つ父親の出産時年齢を見てみると、40歳以上が30歳未満の2倍という研究発表があり、父親の年齢も関係がありそうです。

以上のように、両親の加齢は卵子や精子の異常を引き起こし、それが不妊や流産、さらには障害をもって産まれる原因になりうると考えられています。

妊娠、出産だけがゴールではない

一方、長く辛い不妊治療を経て妊娠したような場合、特に高齢の女性ではその後のことが心配です。不妊治療を長く続けた人の中には妊娠することのみが目標になってしまい、出産後、悲しいことに、力尽きて産後鬱におちいってしまう人もいるのです。忘れてはいけないのは妊娠がゴールではないということです。子どもを一人前に育てあげるという出産後の育児期間のほうが長く、たくさんのエネルギーを必要とすることを忘れてはいけません。健康的に楽しく子育てをすること。そのためには早い妊娠を意識して、健やかな子どもを授かる体づくりを目指してほしいものです。

〝卵子の老化〟は止めることはできませんが、〝若い状態を保つためにできること〟はたくさんあります。ぜひ卵子の老化について正しい知識を身につけて、実践していきましょう。

妊娠力は22歳から低下し、41歳でゼロとなる

「生理があるうちは妊娠できる」――妊娠と出産について漠然とそう考えている人は多く、30代後半〜40代の女性、つまり妊娠のタイムリミットに来ている女性でもそう信じている人がいます。手遅れにならないよう、ぜひともより多くの方に、妊娠可能な年齢の限界を知っておいてほしいと思います。

今や日本女性の平均寿命は、約86歳。くり返しになりますが、昔に比べれば格段に延びているため、同じように〝妊娠しやすい時期〟も5年、10年と延び、あたかも妊娠の可能性が広がったように感じるかもしれません。ところが「妊娠力」に関しては、多くの人が20代前半で妊娠・出産を済ませていた時代と同様で、20代前半が〝妊娠適齢期〟であることは変わっていないのです。

23ページのグラフは、年齢による標準的な〝妊娠するチカラ〟を表したもの。妊娠するチカラのことを妊孕性《にんよう》といいますが、**妊孕性は22歳でピークに達し、それ以降は**

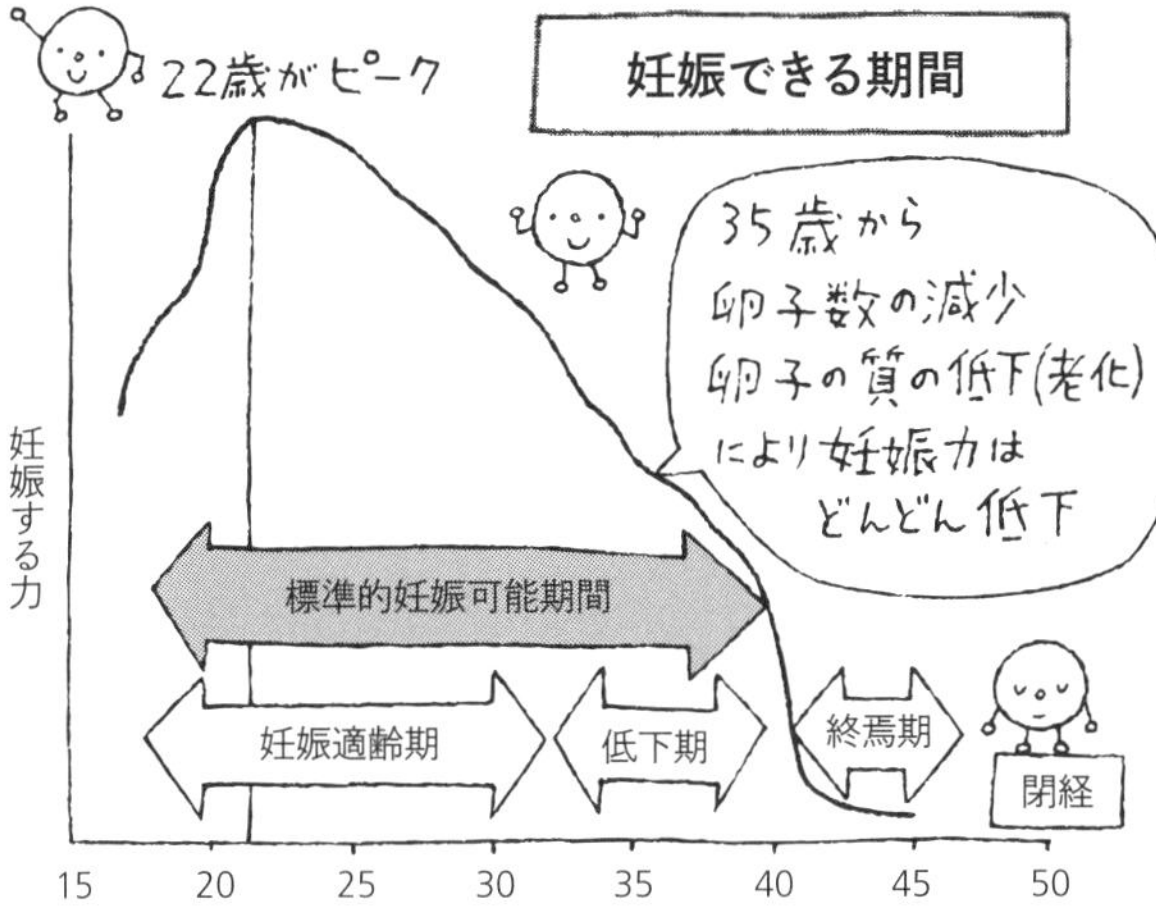

徐々に低下。

さらに30歳半ば以降で大幅に低下し、41歳頃から自然妊娠できる可能性がほとんどなくなり、閉経へと向かいます。

自然妊娠できるのは閉経のおよそ10年前までとされ、閉経年齢はかなり個人差があり、45〜56歳（平均すると50〜51歳）といわれています。どんなに平均寿命が延びても、この年齢に揺るぎはありません。

このグラフを見ると、高齢になればなるほどいかに妊娠しにくくなるかわかっていただけるのではないでしょうか。

〝妊娠適齢期〟は20代からせいぜい33歳

くらいまで。**35歳あたりから急激に妊娠しづらくなってしまうのです**。妊娠可能期間が41歳までといっても、すでに述べたように30歳の女性が1周期に妊娠する確率は20％、それが40歳の女性の場合は5％しかありません。その大きな要因こそが、〝卵子の老化〟です。

卵子が老化するということは、その「数が減ってしまうこと」と「質が悪くなること」を意味します。卵子の数は年齢とともに卵巣内で減り続け、その質も経年劣化を避けることはできません。次からは、数の減少と質の低下についてそれぞれ詳しくお話ししていくことにします。

毎月1000個……大幅な減少は優秀な卵子を残す選抜試験と一緒

まず「卵子の数が減る」とは、どういうことなのでしょうか。

卵子は、胎児期につくられ始め、女の赤ちゃんが生まれた時にはすでに一生分の卵子が卵巣の中に用意されています。そしてその後、新たにつくられることはありません。つまり**卵子の数は生まれた時には決まっている**のです。

もっと詳しく説明すると、卵子や精子のおおもとである細胞（始原生殖細胞）がつくられるのは、かなり早い段階。お母さんが妊娠に気づくか気づかないかの時期である妊娠4週目（最後の月経開始日から4週後）頃にはつくられています。胎児が男の子になるか、女の子になるかが決まるのが妊娠7週目（同7週後）頃ですから、その前からすでに準備が始まっていることになります。妊娠5カ月（同16～19週まで）の時点で、卵子の元となる細胞はその数、約700万個と最高レベルに達しますが、そこから大幅に減少し、赤ちゃんとして生まれた時点では約200万個、そして初経を迎える思春期の頃には約40万個と、どんどん減少していきます。

初経時に、まだ40万個あるからといって安心してはいられません。妊娠に向けて排卵が開始すると卵子は1日約30個ずつ、1カ月で約1000個ずつ減っていくのです。

毎月1000個も卵子が失われていくというのに、実際に排卵する（成熟して卵巣から飛び出していく）卵子は毎月たった1個だけ。**一生でも400個しか排卵にいたりません**。つまり、**卵子の99・9%は使われずに終わってしまう**のです。

少し難しい話になりますが、かいつまんで説明しましょう。

せっかく大量につくられた卵子が減ってしまうのは、「アポトーシス」（細胞の自殺）という現象によるもの。欠陥がある細胞はアポトーシスによってどんどん淘汰されていきますが、これは実は卵子に限らず、私たちの体の中で常におこなわれていることです。

例えば、人間の体内ではリンパ球細胞が1日に約20億、赤血球にいたっては約200

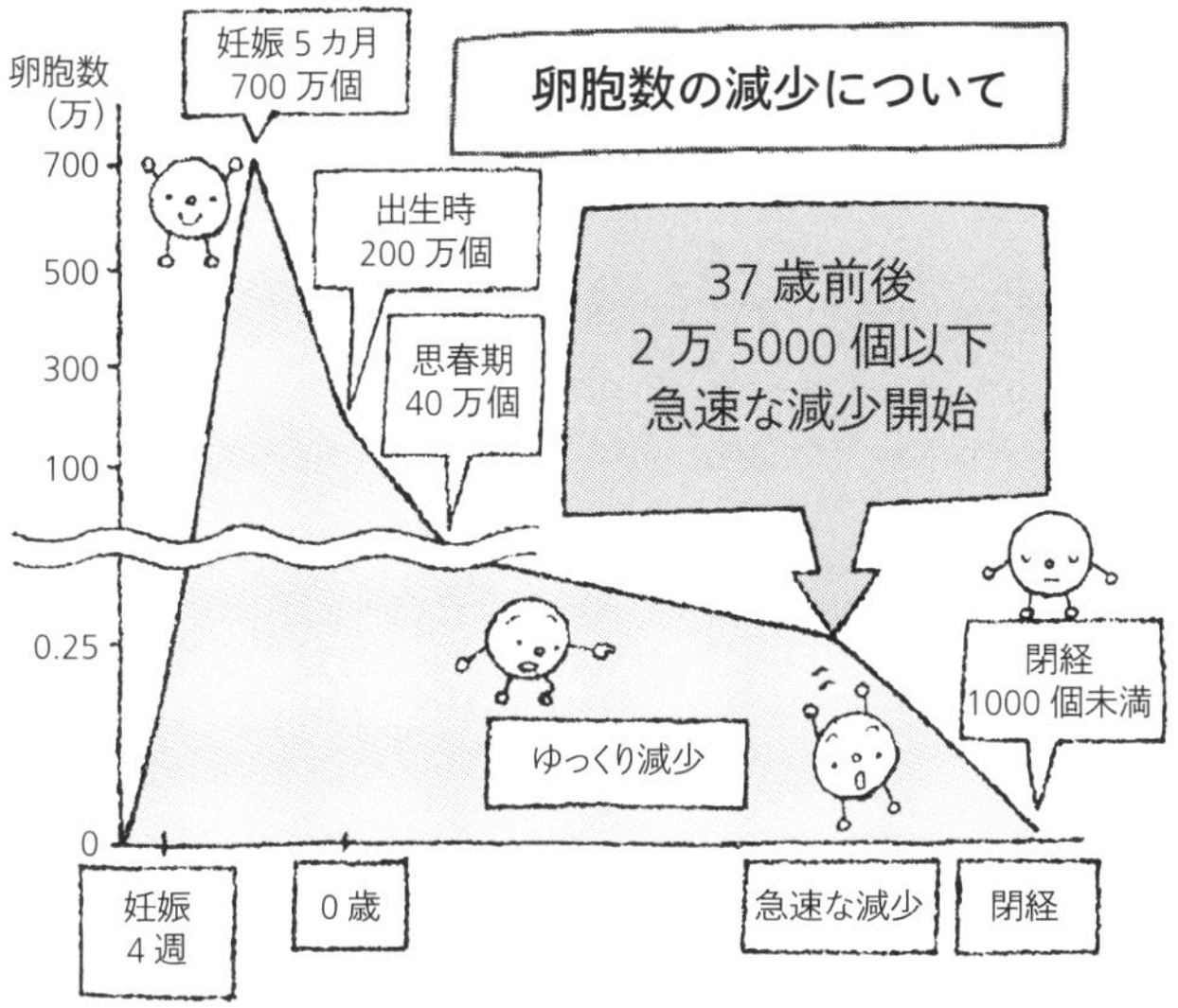

億もの数が常に生産されています。そして古くて機能の衰えた細胞は、アポトーシスにより死滅し、入れ替えられます。人体を常により良い状態に保つため、欠陥がある細胞は自ら積極的に消滅するようにプログラムされているのです。

新たにヒトをつくり出すためには、欠陥のないとびきり優れた卵子でないと生命体にまではたどり着けません。そのために特に厳しい選抜試験により不良卵子は排除され死滅するため、卵子が大幅に減少していると考えられます。

生涯で排卵する４００個の卵子の中で、さらに男性の精子と出合い、無事に子宮にたどり着き、その後いくつもの障害を乗り越えたものだけが着床し妊娠にいたる——そう考えてみると、子どもを授かるということは当たり前のことのように見えて〝奇跡〟であると、私はつくづく思うのです。

卵子数の減少は37歳前後で急ピッチに進む！

卵子の数は、閉経まで少しずつ減少していくわけではありません。

「妊娠にはタイムリミットがあるから急いで」とみなさんを焦らせるのも、**年齢が上がるにつれて卵子が減るスピードに拍車がかかってくる**からです。

生理（月経）が始まってからしばらくすると、卵子たちは妊娠の準備に入っていきます。それまで未成熟な卵子を入れた袋である「原始卵胞」は卵巣のベッドですやすや寝ていました。初経から数年して排卵が起きるようになると、約40万の原始卵胞の中から「今回はあなたの出番ですよ」と1日に30個、1周期に約1000個が眠りから目覚めさせられ、成熟した卵胞になるべく細胞分裂を始めます。これは長い間、冷凍庫に入れてあった食材を、解凍するために冷蔵庫に移すようなイメージです。

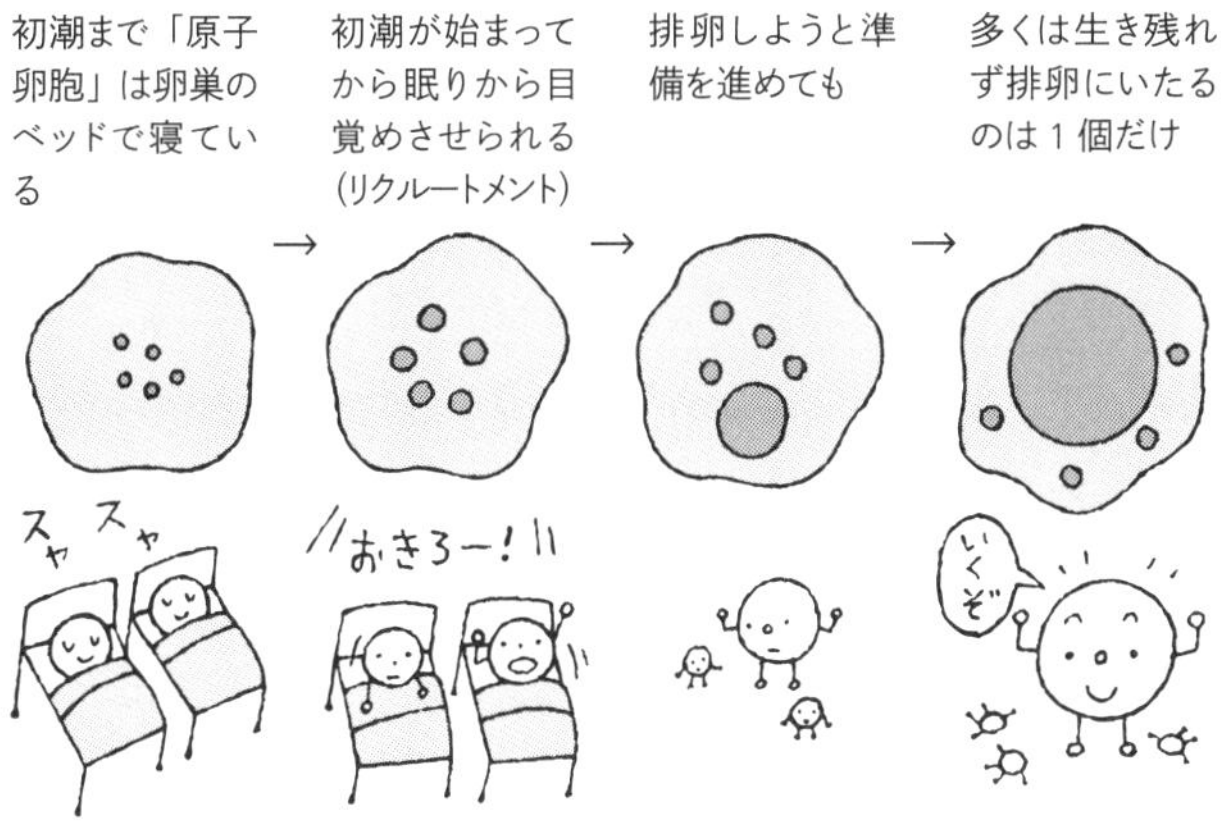
初潮まで「原子卵胞」は卵巣のベッドで寝ている
初潮が始まってから眠りから目覚めさせられる（リクルートメント）
排卵しようと準備を進めても
多くは生き残れず排卵にいたるのは1個だけ
スャスャ
おきろー！
いくぞ

原始卵胞が目覚めてから排卵にいたるまでの期間は、200～500日、だいたい1年といわれ、はっきりわかっていません。ただ卵胞が体内環境の影響を強く受けるのは排卵の3カ月前からであることがわかっています。この時期に二次卵胞に発育し、その女性の脳下垂体から分泌される卵胞刺激ホルモン（FSH）の影響を受けるようになり、約3カ月かけて排卵に向けて発育していくのです。

問題なのはここからです。若いうちは1周期に約1000個のペースで眠りから目覚めていた卵子ですが、**年齢を重ねていくにつれてだんだん数を調節するコントロールがきかなくなり、卵巣のストックから一気に減少していくようになります。**

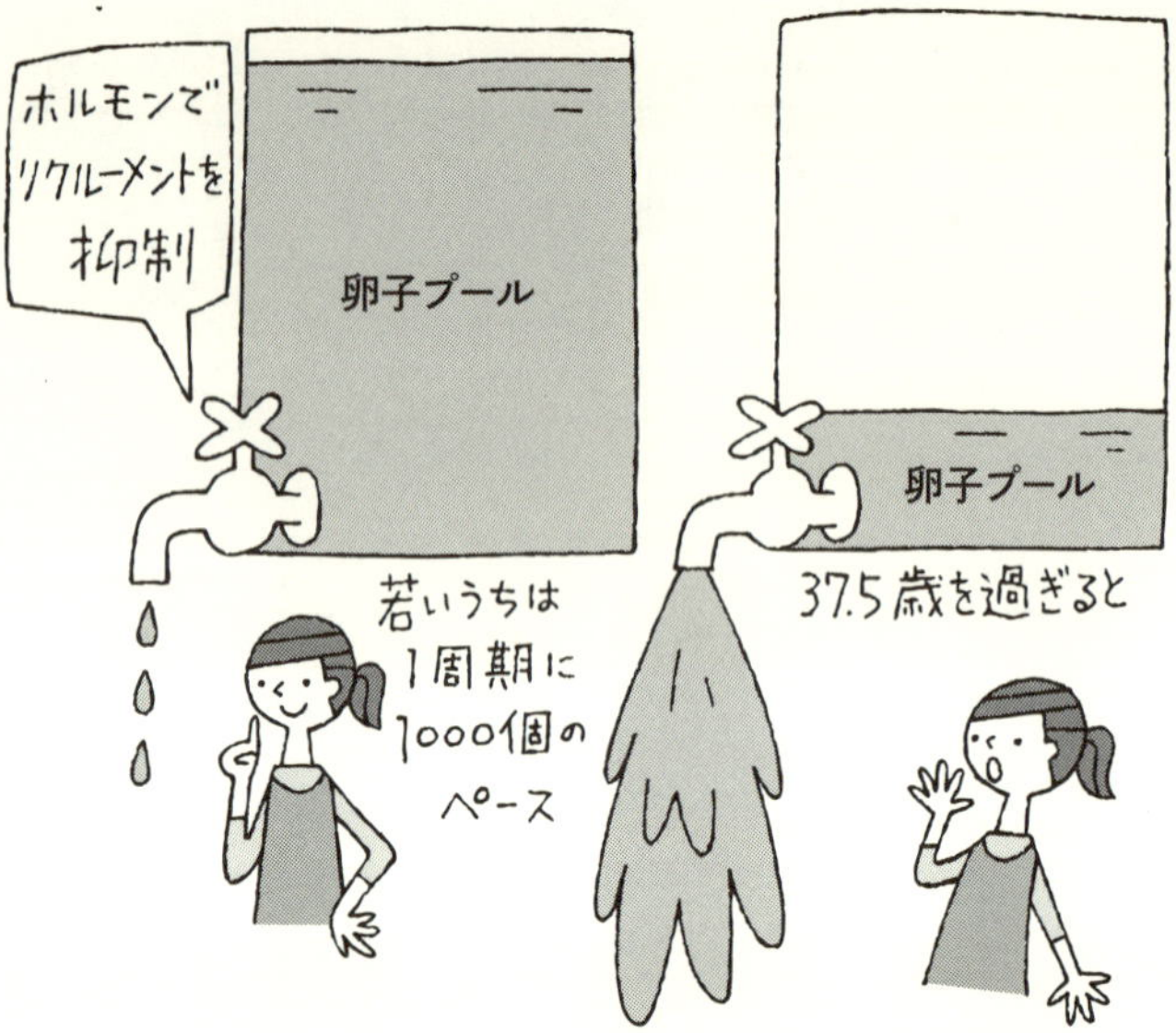
ホルモンで
リクルーメントを
抑制
卵子プール
若いうちは
1周期に
1000個の
ペース
卵子プール
37.5歳を過ぎると

ターニングポイントは平均すると37・5歳。この時期を過ぎると卵子減少のスピードは急激に加速し、やがて残りが1000個以下になると閉経を迎えます。

女の赤ちゃんが生まれた時、卵巣の中には100〜200万個もの卵子の元があります。これを、たっぷり水をたたえたプールにたとえて考えてみましょう。

若い頃は、卵子プールについた蛇口をひねり、限りある水（卵子）を大切に使おうと、適度な量に調節している状態。でも加齢によってその調節機能が衰えてしまうと、水（卵子）が大量に流れ出てしまいます。

卵子を目覚めさせるプロセスは「リクルートメント」と呼ばれ、いくつものホルモンの働きによっておこなわれています。まだ詳しいことはわかっていませんが、そのリクルートメントを抑制する〝蛇口〟の働きとして重要なのが、「AMH（抗ミューラー管ホルモン）」と「インヒビン」というホルモンです。年齢が若い卵巣からは、これらが十分に分泌され、原始卵胞を目覚めさせすぎないように抑制しています。ところが、加齢によって、排卵を抑制していたこの2つのホルモンの分泌が減ってしまうことで、卵子の減少が加速してしまうのです。

40歳までに卵子がなくなる女性は100人に1人

女性がもともと持っている**「卵子の数」には個人差**があります。卵子プールが大きい人は生まれつき卵子をたくさん持っているし、プールが小さい人はそれだけ数が少ないということになります。

もともとのプールの大きさに違いが出るのは、第一には、遺伝的な（生まれつきの）要因です。

卵子プールが小さい人の一例に、月経が来ないまま閉経してしまう「ターナー症候群」があります。だいたい1000～2000人に1人の割合で発生する、比較的多い染色体異常症です。残念ながら、ほとんどのターナー症候群の方は妊娠することができません。

そこまでの状態ではないとしても、40歳になる前に閉経してしまう早発閉経（早発卵巣不全）となる遺伝的体質をもっている場合があります。40歳までに卵子がなくなってしまい、閉経してしまう人の数は女性の約100人に1人と、決して他人事ではありません。

このような卵子が少ない体質の場合、とにかく早い年齢で妊娠することが望ましいわけですが、検査を受けて、自分の体質について早く気づくことによりある程度対処できる場合があります。それについては後で説明しますが、できれば、30歳までに、自分の卵子の数について調べてみることをおすすめします。

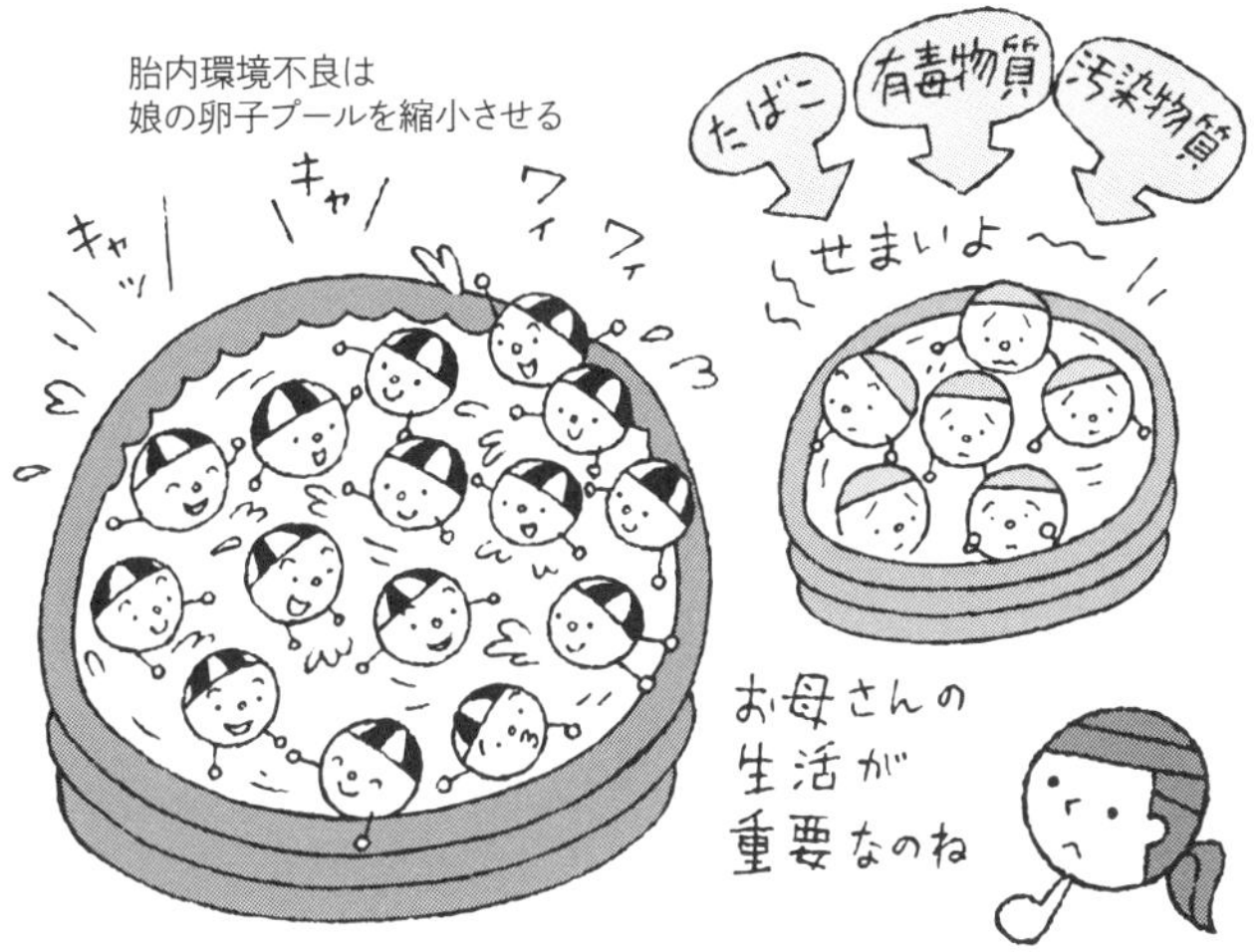
胎内環境不良は
娘の卵子プールを縮小させる
キャッ
キャ
ワィ
ワィ
たばこ
有毒物質
汚染物質
せまいよ〜
お母さんの
生活が
重要なのね

お母さんの生活習慣が娘の「卵子プール」の大きさに影響する

これから妊娠しようと考える女性たちに伝えたいことがあります。遺伝的因子はどうすることもできませんが、あえて子どもの卵子を少なくしてしまうような悪い生活習慣は、妊娠前から避けてほしいのです。

卵子プールの大きさは、遺伝的要因以外に、お母さんの生活習慣によっても左右されます。妊娠中に限らず妊娠前や授乳中の生活習慣によっても影響を受ける場合があります。

特に注意してほしいのが、タバコです。

そのほかに農薬やダイオキシンなどの有毒な物質が多量に入った食べ物を食べ続けていたり、排気ガスで汚染された場所で暮らしていたり……といったことも影響してきます。

これらの有毒な物質は、一度体内に入ると分解されにくく、体外へ排出されにくいという特徴があり、中には排出されるまでに十数年かかるものもあります。たとえ妊娠前に入ったものであっても、妊娠中、血液や羊水を介して胎児に送られてしまい、出産後は母乳によって赤ちゃんの体に入ってしまいます。

そうなると赤ちゃんの卵子の形成が進まず、死んでしまう卵子が多くなります。つまり、その赤ちゃんが生まれてくる時には卵子プールは小さくなり、使える卵子の数が少なくなってしまうのです。さらに、数だけではなく質も悪いものが多くなり、赤ちゃんが男の子だった場合も精子の数が減少してしまうといわれています。

妊娠を控えた女性たちにはこのようなことを意識して、健康に気をつけて暮らしてほしいのです。

妊娠、出産、授乳は最大のデトックス

加齢とともに、タバコや食事などから入ってくる有害物質は徐々に蓄積され、体内濃度は高くなってきます。その状態で妊娠すると母親からは羊水や胎盤、臍帯《さいたい》、さらには母乳を介して有害物質が赤ちゃんに運ばれてしまいます。こうした有害物質が、胎児や新生児の脳の発達に悪い影響を与えているのではないかとも考えられています。

最近、急増している小児の食物アレルギーや化学物質過敏症、アトピーや喘息《ぜんそく》などについても、胎児期や乳児期に母親の体を通して化学物質にさらされたことによる影響が懸念されています。

ただし妊娠、出産、授乳には、最大のデトックス効果があり、繰り返し出産することにより、有害物質が大量に羊水や母乳に排出され、女性の体内環境はさらに良くなり妊娠しやすい体になります。そのため、初産《ういざん》年齢が若く、多産だった昔の女性は50歳近くまで妊娠できたのだと私は考えています。子どもをたくさん産んでいるからこ

そ、卵巣もデトックスされ、卵子を育む環境が良くなるというわけです。

ダイオキシンは脂溶性なので、母乳中に高濃度で分泌されてしまいますが、母体に蓄積されたダイオキシンは、半年の授乳で40％、1年の授乳で60％が排出されるそうです。年齢が若いうちに妊娠出産することが、汚染の少ない母体、卵子を維持できる方法ともいえます。

ＡＭＨ検査で自分の卵子数が予測できる

卵巣にどのくらい卵子が残っているかは、自分ではまったくわかりませんよね。そこで**卵子の数が多いか少ないかを血液検査で調べる方法があります。それがＡＭＨ（抗ミューラー管ホルモン）検査**です。

ＡＭＨは、卵巣にある未熟な卵胞から分泌されているホルモンです。そのためＡＭＨの値が高ければ、卵巣の中の卵胞がまだたくさん残っているということが推測されるわけです。

この検査は不妊治療専門クリニックでは一般的におこなわれ、その人に今後どのような治療をするか判断する目安となっています。特に時期を問わず簡単にできる血液検査で、誰でも受けることができます。

またAMHの値から、閉経年齢を予測しようとする研究もおこなわれていて、検査結果の数値が検出感度以下に（ほぼゼロに近く）なった時から、だいたい5年後に閉経することがわかっています。一見、何も問題がなくても、予想以上に閉経が早い体質という場合もあります。AMH検査をしなければ、自分ではまったく気づくことができません。**AMHが極端に低いという結果が出たなら、妊娠を急ぐ必要がある**のです。

例えばこんなことがありました。20代後半のメーカー勤務のAさんは結婚後2年間妊娠しなかったため、私のクリニックを訪れました。AMHを測ったところ、卵子の残りの数が45歳レベルと、かなり少ないことが判明。ご主人の精子の運動率も低かったため人工授精による治療が必要でしたが、忙しい職場だったため、なかなか不妊外来に通院することができないでいました。

そこで「仕事を辞めて不妊治療に専念したい」と勤務先に話したところ、「20代でそんなに慌てて不妊治療をするのはおかしい。病院を変えたほうがいい」と言われ、退職に同意してもらえなかったそうです。結局、彼女は当院からの診断書を提出し職場を辞め、治療に専念できたおかげで妊娠することができました。

もし彼女があの時にＡＭＨ検査を受けずにいたら、仕事を続けていたかもしれません。彼女の場合、30歳以上になってから治療を始めたとしたら、おそらく妊娠することは難しかっただろうと思います。

このように**ＡＭＨの数値で自分の状態を知ることが、人生の方向転換のきっかけになることも**あります。すべての女性が受けるべきとはいいませんが、例えば結婚したばかりで「子どもは何年か後に」「1、2年は夫婦で過ごしたい」という考えの人は、あらかじめ測っておくといいでしょう。また**「最近、月経周期が短い」「月経不順で出血量が少ない」という場合、卵子が減少してきているサインかもしれません。**そうした人にもＡＭＨ検査をおすすめします。

費用は病院によって異なりますが、自由診療で５０００〜１万円程度。希望する人は、不妊治療をおこなっている産婦人科医に相談してみてください。

卵子は加齢により質が低下し、傷だらけのものが増えていく

卵子も体の一部。お肌や内臓などと同じように、加齢が進むにつれて若い時のイキイキとした状態ではなくなり、ダメージを受けやすくなってしまいます。むしろ卵子は、お肌や他の体の部分よりもずっと老化が早く、寿命が短い細胞といえるでしょう。単に数が減っていくだけではなく、一つ一つの〝質〟が劣化してしまうのです。

この〝質〟こそが、実は重要。

ＡＭＨ検査を受けて、その結果卵子の数が少ないことが判明しても、その中に質の良い卵子が残っていれば、子どもを持てる可能性はあります。

卵子の質を左右する、最も重要な因子は「年齢」です。

卵子の残りが極めて少ない場合でも、20代の年齢が若い女性なら、卵子の質もいい

場合が多いので妊娠できる可能性があり、逆に卵子がたくさんあることがわかっても、年齢が40歳以上である場合は妊娠しにくいのです。

卵巣の中の卵子は眠った状態にあるとはいえ、体内で保管されている間にさまざまなダメージを受けています。第3章で説明しますが、人間の体内では、呼吸をして生きているだけでも細胞の酸化やサビといった、いわゆる〝酸化ストレス〟が発生し、卵子はダメージを受けてしまいます。

当然、年齢が高くなればなるほど受けるダメージは増え、卵子につく傷はどんどん蓄積されていき、傷だらけの卵子に……。そうした卵子はたとえ排卵したとしても正常に成長していくことが難しく、妊娠できたとしても、残念ながら、流産してしまうケースが多くなります。

質の良い〝美人〟卵子を目指そう

実際に目にしたことのない卵子の〝質〟の良し悪しといわれても、みなさんにはイメージしにくいかもしれませんね。生殖医療専門医である私は、毎日、患者さんの卵子の状態を目で見て確かめているので、ここで説明しましょう。

卵子と精子を体外で受精させ、子宮内に戻す「体外受精」では、排卵される直前の卵子を卵巣から吸い出す「採卵」をおこないます。とれた卵子は0・14㎜ととても小さいので、肉眼では小さい点のようにしか見えませんが、顕微鏡で拡大してみると、卵子を育てる巣の役割をしている「顆粒膜《かりゅうまく》細胞」に取り囲まれているのがわかります。顆粒膜細胞を除去して、初めて卵子そのものを見ることができます。

ヒトの卵子の見た目のイメージは、どちらかというと〝イクラ〟のような感じです。これと形はまったく違うのですが、みなさんが想像しやすいニワトリの卵でたとえてみると、卵子の最も外側には透明体（ニワトリの卵のカラに当たる部分）があり、その中に細胞質（ニワトリの卵では黄身の部分）があります。**質の良いものは卵膜（黄身の外側の膜）がプリプリしていてハリがあり、中の細胞質（黄身の部分）も不純物がないクリアな状態。見た目もキレイ**なのです。

さらに、精子を直接卵子に受精させる「顕微授精」をおこなうとき、卵子にガラスの細い針を刺して精子を送り込むのですが、質の良い卵子の細胞質は膜の弾力で針がなかなか刺さりにくいものです。そう、外側の膜（卵膜）が丈夫で破れにくくできているのです。ニワトリの卵も、新鮮なものは割ったときに黄身が盛り上がってしっかりしていますが、それとよく似ています。

一方、**老化した卵子は、卵のカラに当たる透明帯が分厚く黒ずんでいたり、細胞質（卵の黄身）の中に顆粒状の老化物質が出ていたり……。外側の膜（卵膜）が破れやすかったり……。受精率を悪化させる空胞ができていることも**あります。見た目が悪いだけで妊娠率がゼロということはありませんが、やはり〝美人〟な卵子に比べて妊娠しづらいものです。

現在、卵子の質に大きな影響を及ぼすことがわかってきているのが卵子の細胞質、特にその中に存在する**ミトコンドリア**です。昔、「生物」の時間に習ったのを覚えている人もいるかもしれませんが、ミトコンドリアはすべての細胞内にある小器官で、運ばれてきた栄養素をエネルギーに変える働きをもっています。いわば、細胞内でエネルギーを生み出す〝工場〟のようなもの。しかし卵子が老化してミトコンドリアが減ると、たくさんあった工場が減ってしまい、その工場が持つ性能も衰えてしまいま

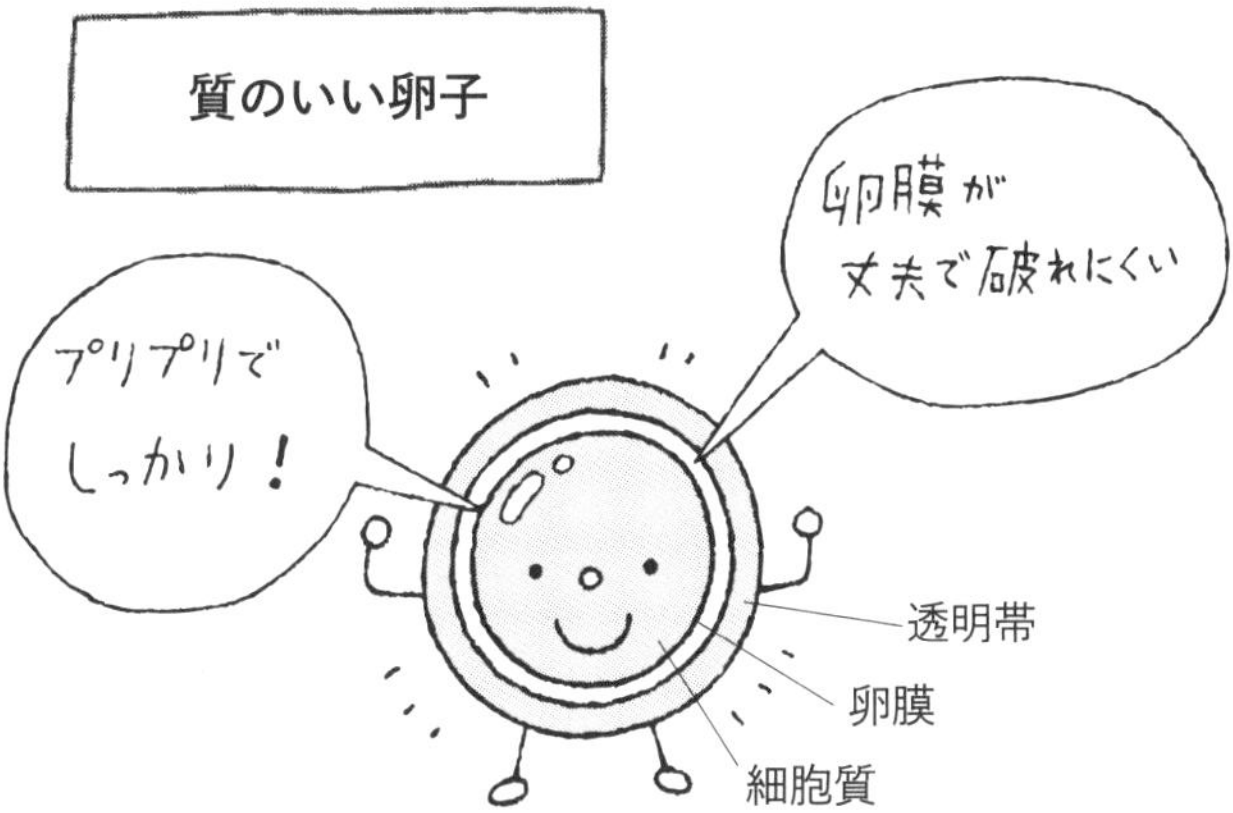
質のいい卵子
卵膜が
丈夫で破れにくい
プリプリで
しっかり！
透明帯
卵膜
細胞質

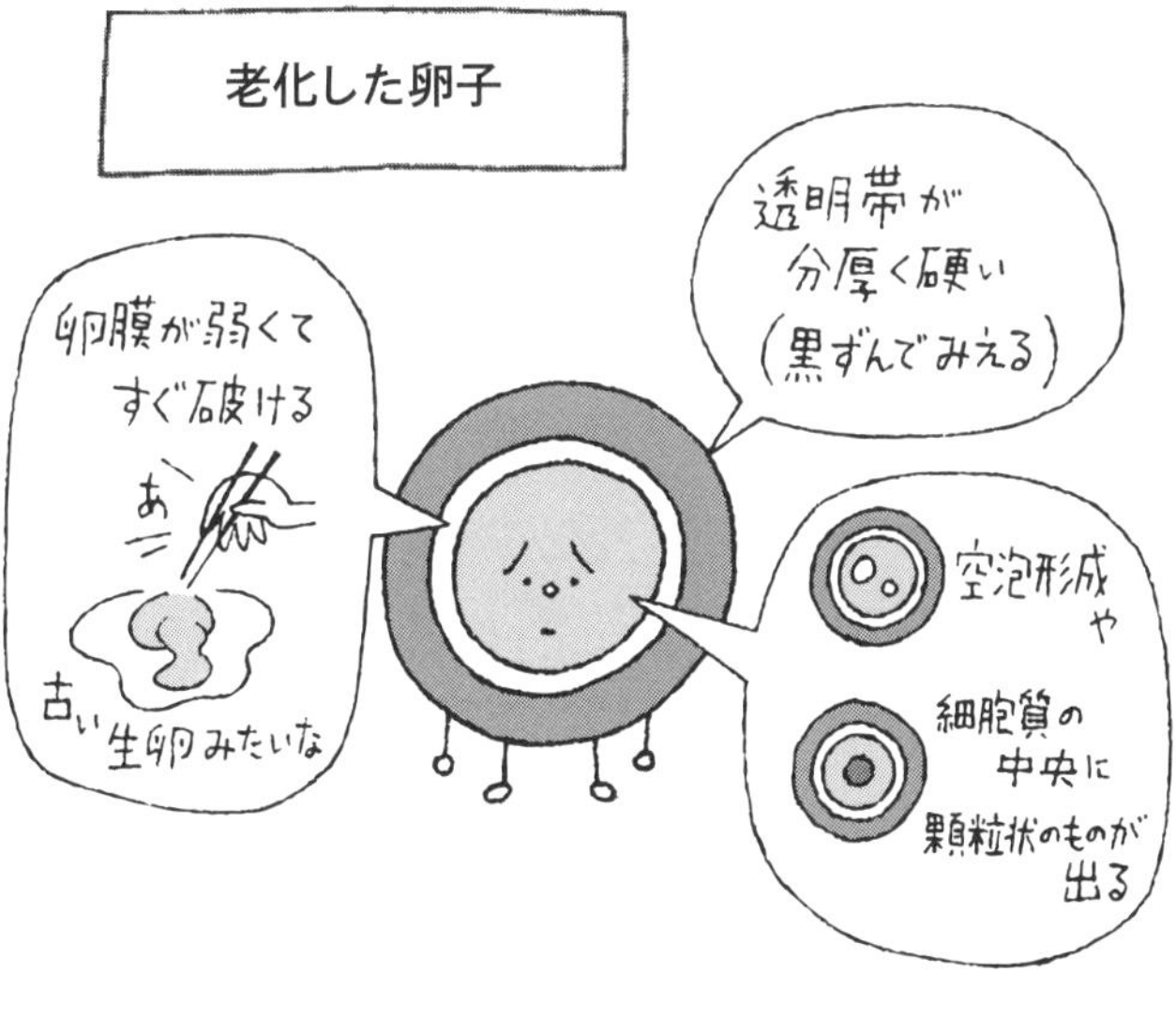
老化した卵子
透明帯が
分厚く硬い
（黒ずんでみえる）
卵膜が弱くて
すぐ破ける
あ
古い生卵みたいな
空泡形成
や
細胞質の
中央に
顆粒状のものが
出る

ミトコンドリアは卵子のエネルギー生産工場

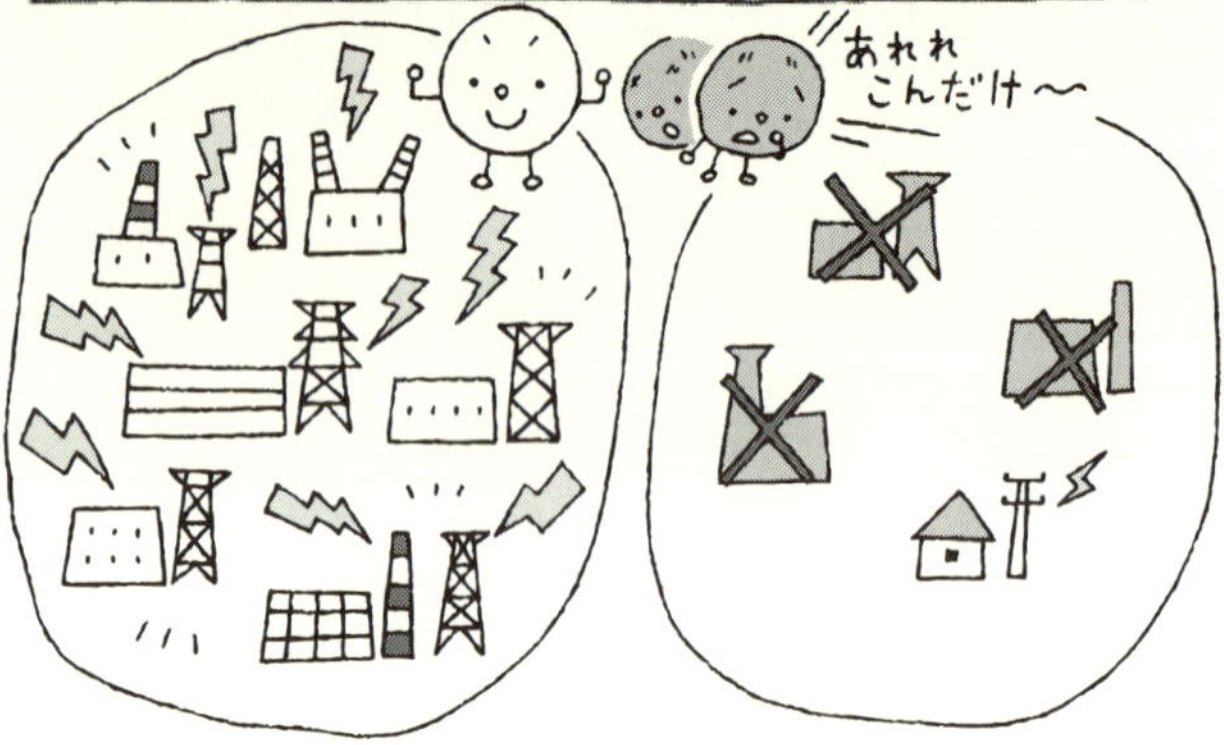

若い卵子は良質のエネルギーを生み出す最新式の工場が多い

老化した卵子は小さなエネルギーしか生み出せない古い工場が少し

す。

若い時は立派な工場群でエネルギーをどんどんつくり、活発に活動できていたものが、年齢が高くなると、限られた工場がやっとの思いで稼働する……という状態になってしまうのです。すると卵子が細胞分裂して成熟しようとするときに、エネルギーが不足して、うまく分裂できなくなってしまいます。

こうしたミトコンドリアの老化が、卵子の質に直結すると考えられ、現在できるだけ良い状態で保つ方法がないか、必死の研究がおこなわれているところです。

お肌と同じ。卵子も〝傷の治り〟が悪くなる

大人になって「子どもの頃よりも傷の治りが遅くなった……」と感じている人は多いのではないでしょうか？　実は、卵子にも同じことがいえます。卵巣内の卵子は眠った状態にあるとはいえ、胎児の時期からダメージを受け続けています。しかし同時に、そのダメージから卵子を守る機能と、ダメージによって受けた傷を治す機能も備わっています。

ニューヨーク医科大学が2013年、アメリカの医学誌「サイエンス・トランスレーショナル・メディシン」に興味深い研究結果を発表しました。それは「卵子老化の原因の一つにDNAの損傷があるが、年齢が高くなるにつれてその損傷を修復する能力が低下してくる」という内容でした。

わかりやすく言うと、年齢とともに卵子のDNAについた傷を治せなくなるということです。そのため、卵子にはどんどん傷が蓄積（老化）されていくということにな

ります。

卵子の老化は加齢によって卵子の数が減り、傷だらけの卵子が増えてしまうことを意味します。具体的に言うと、**41歳頃になると傷だらけの卵子が増え、もう良好な卵子はほとんど残っていません**。厳しいようですがこれが現実です。

47ページの図のように、18歳から32歳くらまでの「妊娠適齢期」にはたっぷりあった、質のいい卵子が徐々に減り始め、**30代後半からは卵子の総数が減るのに加えて老化した不良卵子の割合が多くなってきます**。不良卵子とはこれまでもお話ししたとおり、染色体の異常があったり、卵子のエネルギーをつくり出す機能が低下するなどして、妊娠成立までなかなか到達できない卵子のことです。

加齢によって卵子が老化し、妊娠しにくくなってしまう。その仕組みが少しわかっていただけたのではないでしょうか。

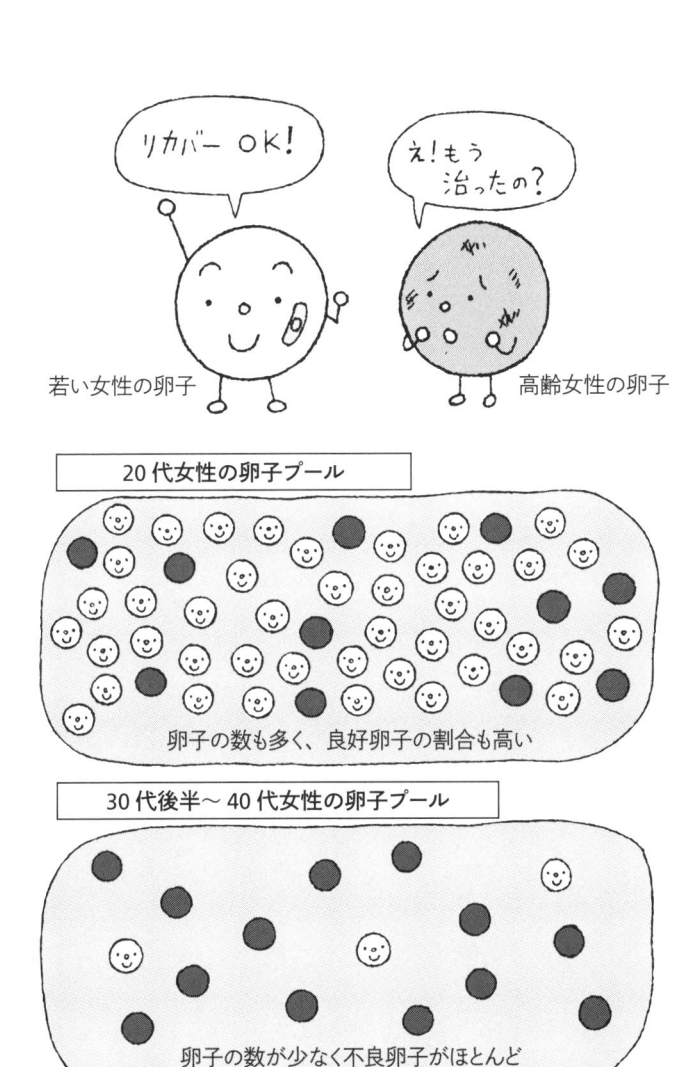

リカバー OK!
え!もう
治ったの?
若い女性の卵子
高齢女性の卵子

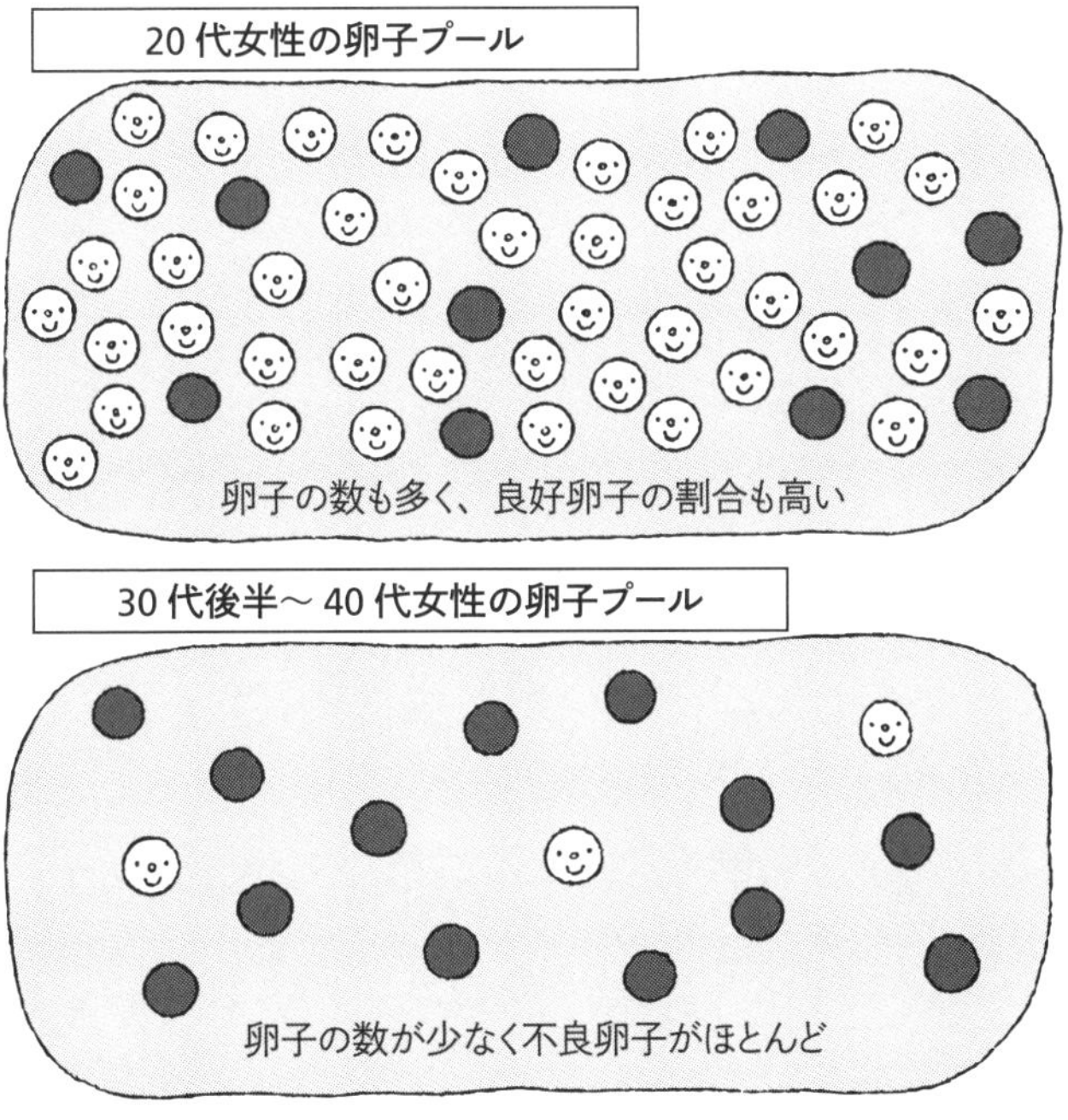
20代女性の卵子プール
卵子の数も多く、良好卵子の割合も高い
30代後半〜40代女性の卵子プール
卵子の数が少なく不良卵子がほとんど

column

若いうちに卵子を凍結しておけば子どもが産める？

卵子の質の低下を食い止める確実な治療法がない中で、一つの可能性として、早い段階で自分の卵子を凍結しておくという手段があります。これまで日本では、卵子凍結《らんしとうけつ》が一般的に認められているのは結婚していて不妊治療が必要な女性か、未婚でもこれからがん治療をおこなう方が対象でした。

しかし最近、未婚女性の卵子凍結が容認される形となりました。今後、卵子の凍結を希望する女性が急増するかもしれません。

しかし現実的には、精子と受精していない段階での凍結未受精卵子《とうけつみじゅせいらんし》の妊娠率は、凍結受精卵子の妊娠率と比べてかなり低いものです。その理由は、もともと未受精卵には異常卵子も多く含まれている可能性があること、また未受精卵の凍結技術がまだ十分に普及していないからです。

一方、受精卵の凍結は、体外受精で一般的におこなわれています。年齢や個人差、施設による成績の違いはありますが、妊娠率を受精卵と未受精卵で比較すると、凍結受精卵で5分の1の割合、それが凍結未受精卵になると10〜20分の1の割合になるといわれています。

受精卵のほうが高い妊娠率なのは、ある程度質の良い卵子でないと受精まで至らないため、受精の段階で妊娠の可能性が高いものと低いものに振り分けられるからです。それを考えると、35歳以下の若い女性でも、受精していない卵子は一度に10個〜20個は凍結しておかないと出産するのは難しいのです。米国のデータでは37〜39歳の女性だと卵子が30個必要であり40歳以上では100個に1個（1％）の卵子しか赤ちゃんとして生まれてこないそうです。だから、「とりあえず卵子を凍結しておけば何歳になっても出産できるから安心」と安易に考えてしまうのはおすすめしません。

たしかに卵子は若いですが、受精卵が発育するのは子宮です。加齢によって悪化した子宮内環境が胎児の発育に及ぼす悪影響も心配です。

できるだけ自然に近い形で、年齢の若いうちに、妊娠することを目指していただきたいと思います。

早発卵巣不全《そうはつらんそうふぜん》といった、すでに卵子がなくなりかけている女性の場合は、通常の卵子凍結は難しく、手術で卵巣組織を採取し、凍結保存するという研究もおこなわれています。卵子が少ないことに早く気がつくと今後何かできることがあるかもしれません。

第2章

卵子を育む卵巣のこと

卵巣は卵子の倉庫であり保育器
その環境が質と数に直結する！

第1章では主に卵子の老化についてお話ししてきましたが、第2章では、その**卵子が長い時間を過ごす卵巣の働きや健康状態**についてお話ししていきます。というのも、卵巣は眠っている未熟な卵子（原始卵胞）を何十年もの間保管しておく〝倉庫〟の役割と、一人前の卵子に育ててあげる保育器の役割をもつ大切な場所だからです。その**卵巣の環境が、卵子の減っていくスピードや卵子の質に直結する**ということは、みなさんにも想像がつくと思います。

意外と知らない女性も多いようですが、卵巣は3～4cm程度の親指くらいの大きさで、子宮の左右に1つずつある臓器です。その中に、思春期であれば約40万個もの原始卵胞が存在し、毎月約30個、約1カ月に1000個の卵子が目覚めさせられ、卵巣

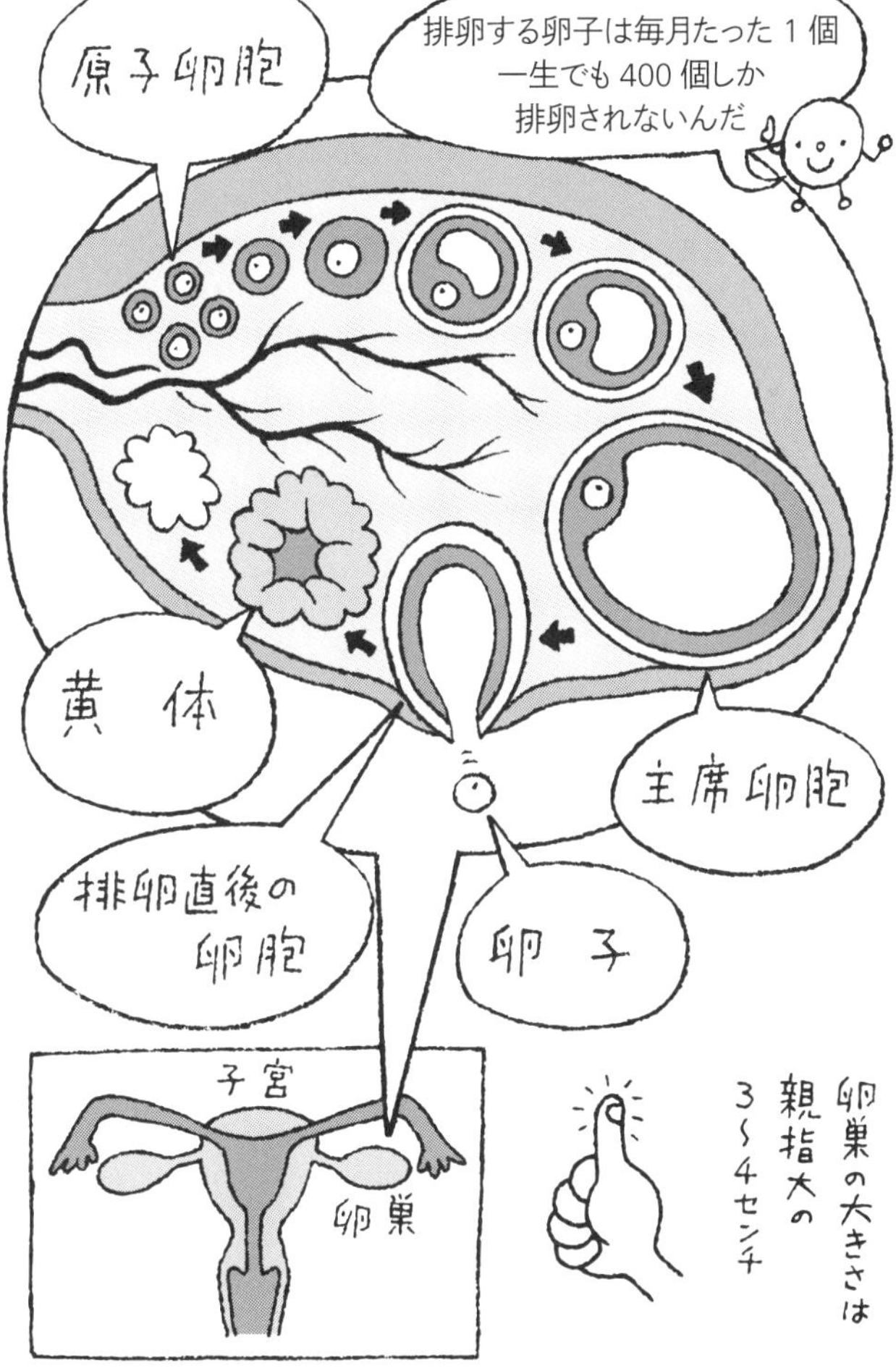

原子卵胞
排卵する卵子は毎月たった１個
一生でも400個しか
排卵されないんだ
黄体
主席卵胞
排卵直後の
卵胞
卵子
子宮
卵巣
卵巣の大きさは
親指大の
3～4センチ

内で発育を始めます。

育ち始めた卵子は、卵胞というブドウの実のような小さな袋の中で成熟していきますが、**目覚めてから成熟した卵子になるまでには、約1年以上かかる**ようです。やっと一人前になって排卵が近づくと、一番大きな首席卵胞は約20㎜にまで育ち、卵巣の表面でブドウの粒のように膨らんできます。そしていよいよ最後には破裂して、卵子が腹腔内に飛び出していく……それが排卵です。

脳と卵巣ホルモンの連携プレー

脳から分泌されるホルモンにより、「卵胞を育てましょう」「そろそろ排卵しましょう」などの指令が卵巣に伝えられます。その指令をキャッチした卵巣が卵胞の発育を開始したり、排卵したりします。

また卵巣からもホルモンを分泌して子宮内膜を厚くしたり、受精卵の着床に適した状態にして妊娠を維持させたりします。また、脳は卵巣から分泌されるホルモン量をキャッチし、過不足が起きないようにコントロールしています。

もう少し具体的に説明すると、脳の視床下部から出るのが**性腺刺激ホルモン放出ホルモン**（GnRH）、脳下垂体から出るのが**卵胞刺激ホルモン**（FSH）と**黄体化ホルモン**（LH）です。

また卵巣の卵胞から出るのが**卵胞ホルモン**（エストロゲン）、卵子が飛び出した後（排卵後）の卵胞が黄体となり、そこから出るのが**黄体ホルモン**（プロゲステロン）です。脳と卵巣から分泌されるホルモンたちの連携プレーがあってこそ、排卵がきちんと起きて妊娠へと結びついていくのです。

ストレスなどにより、脳からの指令がなくなると、卵巣では卵胞が発育せず、排卵も起きません。卵巣からのホルモンも分泌されず、月経がストップしてしまうなどのトラブルを起こす可能性が高まってしまいます。

最近の女性たちはタフなのでとかく無理をしがちですが、脳からのホルモンの分泌はみなさんが思っている以上に心身の影響を受けやすいもの。心にも体にもやさしく健康的な生活を心がけ、しっかりケアしてあげることが必要です。

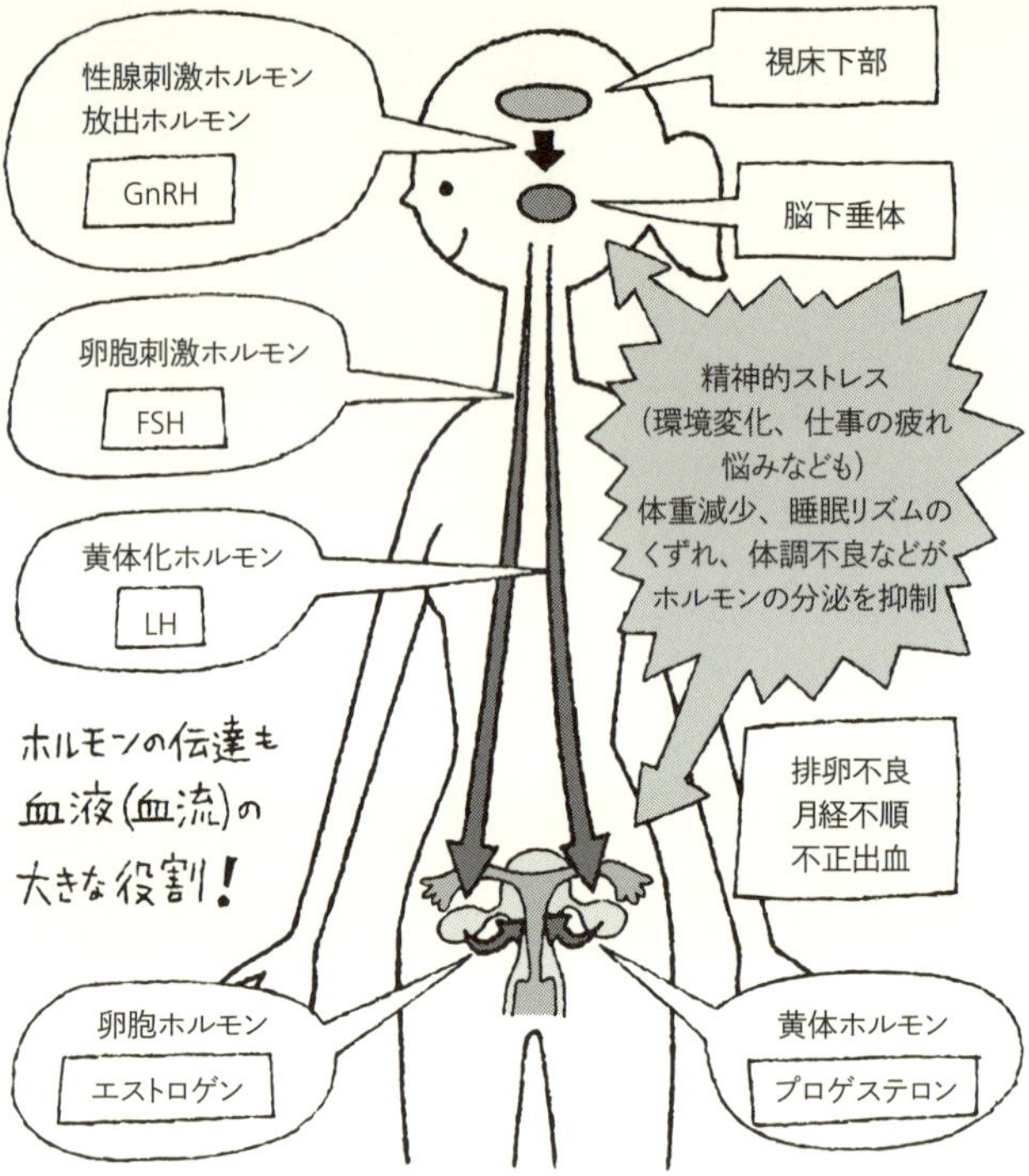
性腺刺激ホルモン
放出ホルモン
GnRH
視床下部
脳下垂体
卵胞刺激ホルモン
FSH
黄体化ホルモン
LH
精神的ストレス
（環境変化、仕事の疲れ
悩みなども）
体重減少、睡眠リズムの
くずれ、体調不良などが
ホルモンの分泌を抑制
ホルモンの伝達も
血液（血流）の
大きな役割！
排卵不良
月経不順
不正出血
卵胞ホルモン
エストロゲン
黄体ホルモン
プロゲステロン

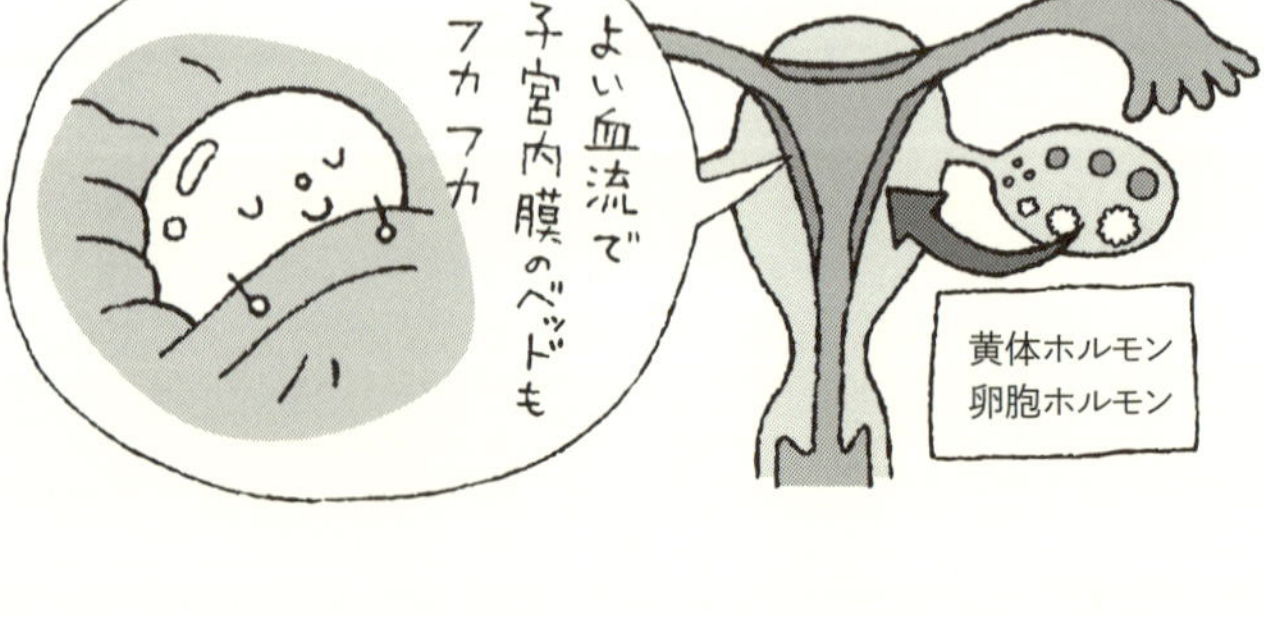
よい血流で
子宮内膜のベッドも
フカフカ
黄体ホルモン
卵胞ホルモン

卵巣・卵子の状態をトータルで考える卵巣年齢

卵子の発育に大きな影響を与える**卵巣環境には個人差があります**。「あの人、歳よりずっと若く見える！」という人がいれば、その反対の人もいるのと同じように、卵巣の状態も人によって大きく異なります。

本書では、肌の状態を「肌年齢」と表現するのと同じように、卵巣の状態をエイジングになぞらえて**卵巣年齢**と呼びます。

「卵子の残数」を予測するＡＭＨ検査の値が卵巣年齢と呼ばれることもありますが、ここでいう「卵巣年齢」は、「卵子の数」だけはなく「卵子の質」も含めて考えます。**「卵巣年齢が若い」ということは、質の良い卵子がたくさん残っていて、卵巣自体も健康である状態**を意味します。

卵巣年齢を決める要素には、遺伝的なものと後天的なものがあります。遺伝的要素とは、まずその人に与えられた卵子の数と質を指します。生まれつき質の良い卵子を多く与えられた人もいれば、生まれつき数が少なくて質も良くない人もいる、残念ながらそれが現実です。卵子が減少するスピードも遺伝子によって決められた要素です。

一方の後天的要素とは、卵子を減らす卵巣の病気やそれに伴う手術を受けた場合。そしてもう一つは卵子の数と質を悪くしてしまう生活習慣です。これらも後で詳しく説明しますが、卵巣年齢に大きく影響を及ぼす要素です。

生まれ持った遺伝的な要素は、私たち医師にも変えたり治したりすることはできませんが、今からやれることもたくさんあります。希望は捨てないでください。

例えば、あらかじめ検査をして閉経が早い体質であることがわかっていれば、1日でも早く妊娠して出産することを目指すことができますよね。現に昔の女性は、その多くが20代前半で出産をしていたから、早発閉経の体質の女性も子どもを得られていたと思われます。

別の方法としては、未婚女性の卵子の凍結保存をおこなっている施設もあります。私としてはなるべく自然に、早く妊娠してほしいと思っているので、こうした人工的な方法はあまりおすすめしたくありませんが、どうしても必要な場合は仕方ありません。

さらに卵巣の病気については、検診で早めに見つけ治療すれば卵子へのダメージを最小限に食い止めることができますし、悪い生活習慣（タバコや極度のダイエットなど）は、それを避けることで不要な卵子の減少を抑えることができます。

このように遺伝的な要素や大きな病気がないことを確認したうえで、自分に与えられた卵子をなるべく無駄にせず、少しでもいい状態を保つために普段の生活を見直してください。

良い卵巣の状態を保つためには、定期的な運動が必要

妊娠に向けての体づくりの第一歩は、卵巣を良好な状態に保つこと。そのためには卵巣への血流が重要であることをお伝えしましたが、定期的に**運動をすることで、体内、そして卵巣にも血液が十分に巡っていることが必要**です（詳しくは第4章で）。それができている人は、卵巣へ酸素や栄養素が十分供給されます。また、血流が良いと新陳代謝が正常におこなわれ、体に有害な物質が入ってきたとしても、解毒と分解が進みやすいというメリットもあります。

私のクリニックでは、患者さんに運動の経験や習慣があるかを必ず聞かせてもらいます。もし、ない場合は、実行してほしい運動について提案し、来院するたびにどれだけ運動をしたか聞くことにしています。これは私の経験上、**定期的に運動をしている人は、していない人よりも卵子の質が良い**と感じているからです。

もちろん食生活も重要です。

例えば良質の水、土や肥料を使い、温度や湿度が最適な環境で育った野菜はおいしいですよね。ところが十分な肥料がなく、公害などで汚染された土で栽培された野菜や果物は、栄養が少なかったり、形が歪んでいたり、水気がなくカサカサしていたりします。

まさしく後者が活力を失った卵巣のイメージと重なります。卵巣内環境が悪化してしまうと、その中で育まれる卵子もやはり老化は免れません。例えば同じ年齢であっても、卵巣の環境が良い人は悪い人よりも質の良い卵子を育みやすく、妊娠できる可能性が高まることはたやすく想像できるはずです。

卵巣年齢が若い人

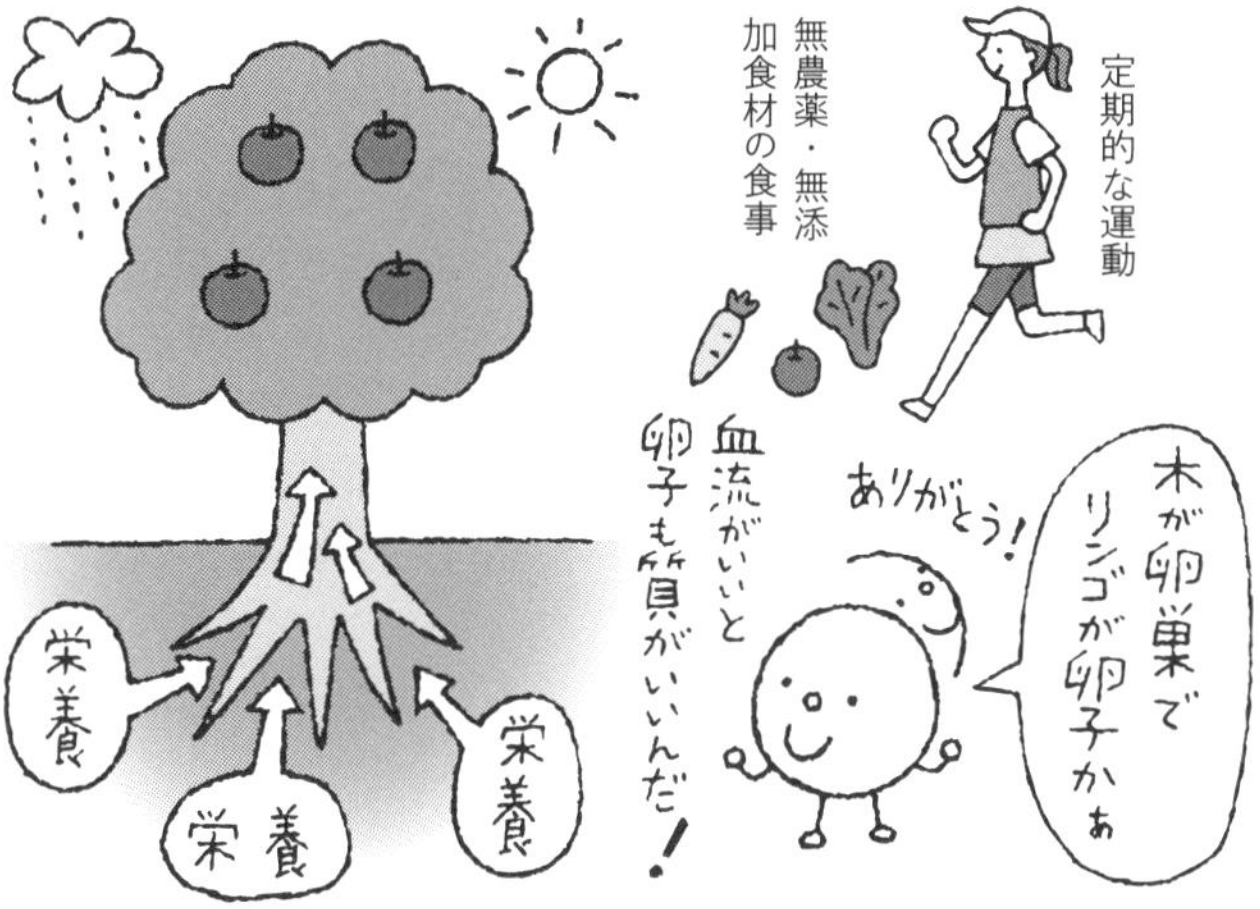

卵巣年齢が高い人

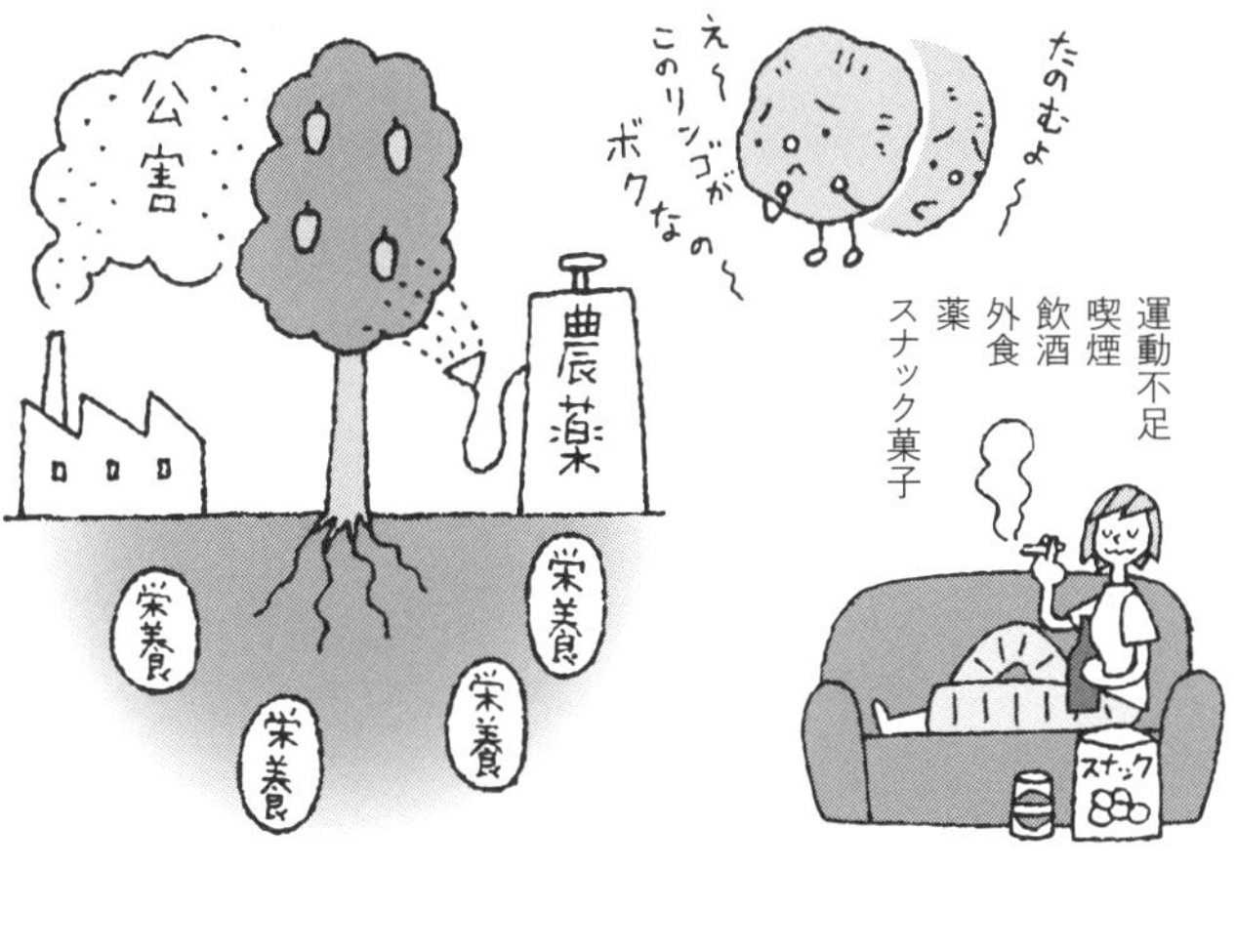

プロにしかわからない卵子の老化のサイン

卵巣年齢の**老化の兆しは、さまざまな面からわかります**。

例えば、月経周期が以前より短くなってきた場合は要注意（24日以内）。早すぎる排卵は卵子がどんどんなくなっていっている危険信号の場合があります。

また基礎体温の低温期が短くなってきたり（12日以内）、高温期が短くなってきたり（12日以内）、月経の出血量が減ってきたといった変化は、自分でもチェックできるサインの一つ。

通院してわかることとしては、卵胞が十分に育たず小さいままで排卵したり、妊娠反応が出てもすぐに月経になってしまう、ごく初期の流産（化学流産）を繰り返すことや、不妊治療で排卵誘発剤を使っても卵巣の反応が良くないといったことなどが挙げられます。不妊治療をおこなう産婦人科では、患者さんの卵巣年齢をいくつかの要素から判断しています。

卵巣年齢を判断する際に重要となる一番の要素は年齢ですが、前章でも紹介した

自分でわかる！　卵子が老化している危険信号

□ 月経周期が短くなってきた（24日以内）

□ 基礎体温の低温期が短くなってきた（12日以内）
　＊早すぎる排卵は卵子数の減少信号!!

□ 基礎体温の高温期が短くなってきた（12日以内）

□ 月経の出血量が減ってきた

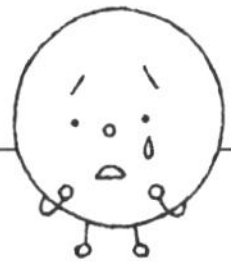

AMH検査もその一つ。卵子の〝数〟を予測する要素として有効です。

そして月経3日目のFSH（卵胞刺激ホルモン）の値は卵巣年齢を判断するのに有用です。ただし周期によって変動があり、FSHが10以上と高い場合は老化のサインです。

超音波検査で見てわかることもあります。これから成熟していく小さなサイズの卵子（胞状卵胞）は月経3日目では複数個見えるのが一般的ですが、少ない場合は卵子プールが縮小している可能性があり、卵巣年齢の老化が疑われます。

また卵子が極端に少なくなった卵巣は、非常に小さく萎縮してしまい、超音波で映すこと自体が難しくなります。

さらにエストロゲン（卵胞ホルモン）の減少とともに子宮内膜が薄くなり、子宮全体も小さく萎縮してきます。不妊治療のプロはこのような検査から卵巣年齢を判断しているのです。

これだけは知ってほしい。不妊の原因となる病気

卵巣をはじめとする婦人科系の病気もまた、卵巣に影響を与えるということも、注意してほしいことの一つです。病気というと、健康な自分には関係ないと思う人もいるかもしれませんが、婦人科の病気には自覚症状がないものもとても多いのです。どうか無関係と思わず、病気に関する知識をもってください。

ここではまず、主な婦人科の病気の中でも卵子を弱らせ、不妊の大きな原因となる子宮内膜症と卵巣嚢腫《のうしゅ》、クラミジア、子宮がんについて説明します。

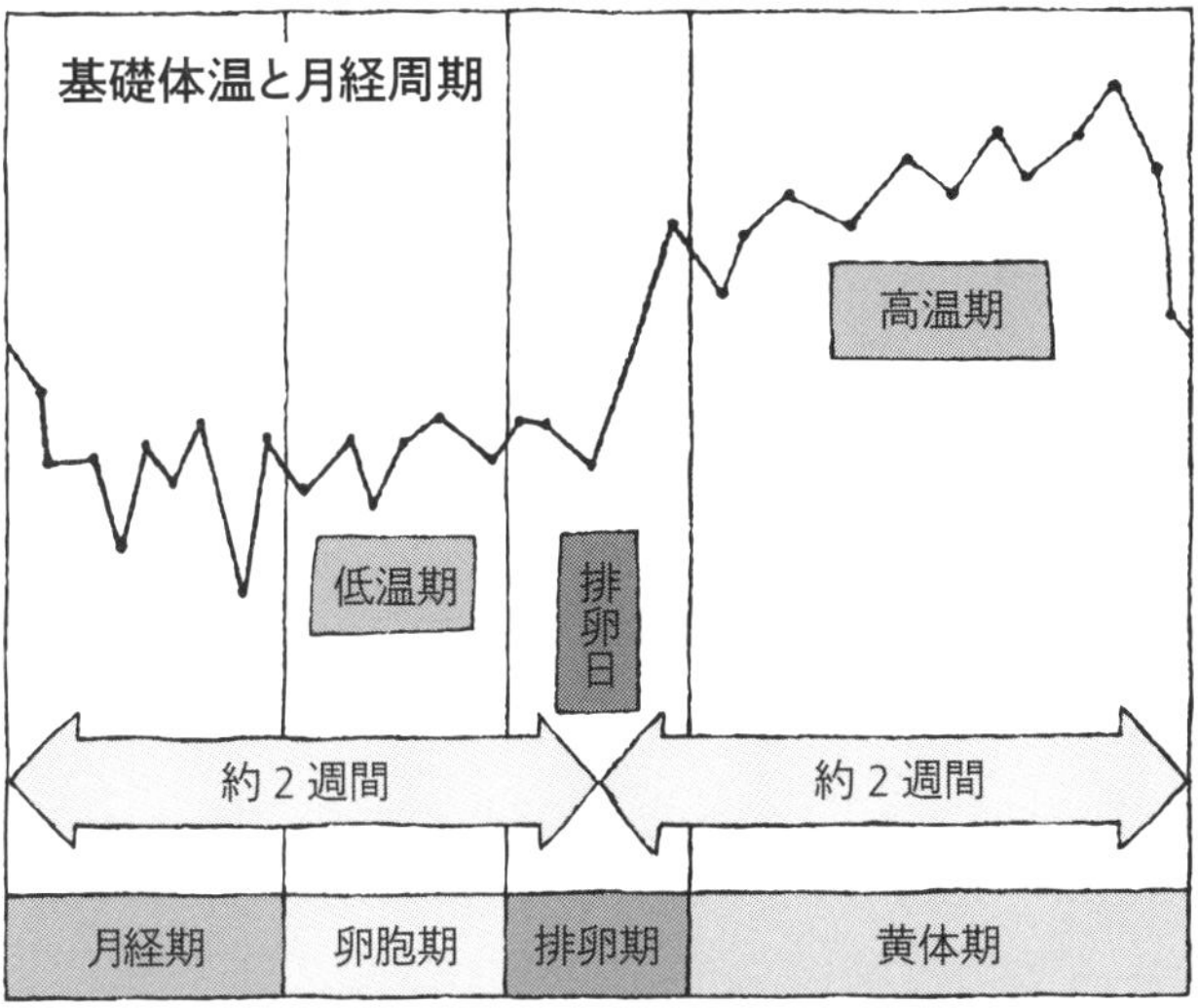
基礎体温と月経周期
高温期
低温期
排卵日
約２週間
約２週間
月経期
卵胞期
排卵期
黄体期

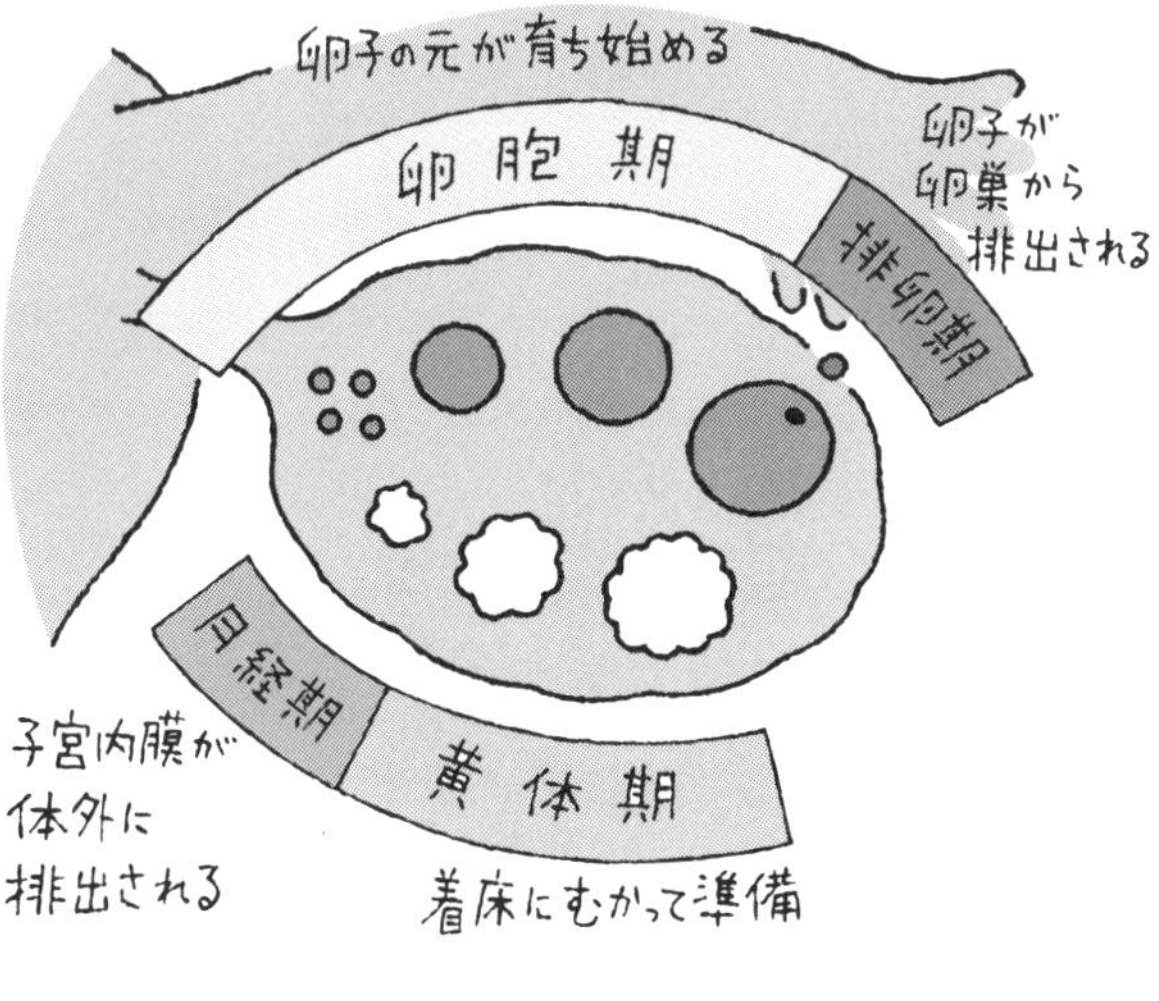
卵子の元が育ち始める
卵胞期
卵子が
卵巣から
排出される
排卵期
月経期
黄体期
子宮内膜が
体外に
排出される
着床にむかって準備

●子宮内膜症　～不妊を引き起こす最大の原因

症状／激しい月経痛、性交痛。※無症状でも要注意。

原因／本来は子宮の内側にあるはずの子宮内膜が、卵巣や腹膜など子宮以外の場所にできてしまい、月経時に出血を起こす病気。増殖《ぞうしょく》と転移《てんい》により骨盤内の広い範囲に炎症や癒着《ゆちゃく》を起こす。

子宮内膜症が卵巣内にできると、毎月の月経時に、卵巣の中で出血します。次第にチョコレート状の古い血液がたまってきて大きく膨れてくると、いわゆるチョコレート膿胞《のうほう》を形成します。

卵巣の子宮内膜症は、血液がたまることにより正常な卵巣組織を減らしてしまい、卵子の数を減少させます。

また、**卵巣の周囲にも炎症や癒着を起こすために、血流が悪くなり、卵子の質が低下します。**卵管の中や周囲にも炎症や癒着を起こし、卵管の通りを悪くしたり、卵巣から排卵された卵子を卵管がつかまえる機能が低下したりと、数多くの悪影響がありま す。

激しい症状がある人がいる一方、かなり進行していてもほとんど痛みを感じないこともあり、症状には大きな個人差があります。中には検診や不妊治療をスタートして初めてわかるという人も。この病気は月経のある女性の約10人に1人、原因不明不妊女性の2人に1人あるといわれ、卵子の健康を根本から奪う可能性があるため無症状でも安心できません。自然妊娠が厳しくなります。

特に、子宮内膜症のために卵巣の切除手術をおこなった女性では、生涯不妊となる率が高くなることがわかっています。悪性の可能性がある場合以外は、なるべく正常の卵巣部分が減らないような治療が必要です。

●卵巣嚢腫《のうしゅ》　～卵巣への直接的なダメージがある
症状／自覚症状は少ないが、嚢腫が大きくなると月経時以外の腰痛や腹痛など
が起こる場合もある。
原因／子宮内膜症が原因のものや、原因不明のものも多い。

良性の嚢腫であっても、６㎝以上と大きくなると、卵巣がねじれやすくなってしまうため、予防的に嚢腫をとることが多くなります。手術で嚢腫をとる際に、正常な部分まで切除して卵子が大幅に減ってしまうケースがあるため、将来妊娠を希望する場合、できる限り正常部分を温存して卵子を残すことが重要。

●クラミジア感染症　～気づかないうちに不妊の重大な原因に
症状／女性の約75％は自覚症状がない。ある場合は水っぽいおりものが増える、
下腹痛や頻尿など。

原因／性交渉によって感染する感染症。

感染すると卵管閉塞や卵管周囲の癒着、子宮頸管《けいかん》炎、骨盤腹膜炎を起こし、重大な不妊の原因に。性感染症の中では数が多いにもかかわらず、気づかないうちに感染し進行してしまうため特に注意が必要です。クラミジアほど多くはありませんが、淋菌に感染した場合も卵管の癒着や詰まりが起こることがあります。

●子宮頸がん　～子宮の摘出や命の危険も

症状／初期にはまったく症状がないことがほとんどで、自分で気づかない。そのため、不正出血やおりものの増加、性交時の出血などに気がついた時には、がんが進行しているということも少なくない。

原因／性交渉によって発がん性の高いヒトパピローマウィルスが子宮頸部に感染して生じる。

性交渉開始年齢の若年化により、20～30歳代の若い女性に増えています。初めてのセックス年齢が若い、セックスの相手が多い場合などにリスクが高まります。また妊娠・出産回数が多い人のほうがやや頻度が高い傾向にあります。早期発見の場合は子宮を残すことができますが、発見が遅れると子宮の摘出が必要になり命が危ない可能性も。妊娠するために絶対必要な「子宮」を失わないためにも、20歳になったら、必ず、子宮頸がんの検診をしましょう。

そのためにも、厚生労働省が無料で定期的な検診を受けられるように発行している「がん検診無料クーポン」を活用してください。

産婦人科で受けられる子宮頸がん検診のクーポンは、20歳以上の女性に5年ごとに発行されています。これまでまったく婦人科検診を受けたことがないという人は、このクーポンを利用する際に、そのほかの基本的な項目を追加してトータルな婦人科検診を受けてみることをおすすめします。

卵巣・卵子を弱らせるほかの病気

子宮筋腫	症状	月経量が多い、月経痛がひどい、不正出血、腹部の圧迫感、貧血などの症状が表れる場合と、まったく症状が見られない場合がある。
	原因	子宮内に良性の硬いこぶができる。大きいものだと10cm以上になることもある。根本的な原因はわかっていない。
	注意	卵子に直接の影響はないが、子宮筋腫が子宮腔内に飛び出している場合や、子宮内膜の直下にある場合、受精卵が着床しにくくなるため、間接的に妊娠を阻む原因となる。
卵巣がん	症状	初期の段階ではほとんど症状がない。進行すると下腹部のしこりを感じたり、頻尿になる場合も。
	原因	卵巣にできる悪性腫瘍。近年、ライフスタイルが変化して欧米型の食生活になっていることで増えている。特に40代以降に多い。
	注意	手術や抗がん剤や放射線治療が必要な場合、妊孕性（卵巣機能）が失われる可能性がある。
多嚢胞性卵巣症候群	症状	月経不順、無月経、肥満、多毛。
	原因	卵巣内に卵胞がたくさんあるのに、一個一個はうまく発育せず、排卵しにくくなる。排卵できないと卵巣の皮が硬くなり、いっそう排卵しづらくなる。遺伝的要因が大きい。
	注意	排卵が起こりにくいことが不妊につながる。また将来的に高血圧や糖尿病、子宮体がんなどのリスクも高まる。一方で妊娠を希望する場合、残っている卵子の数が多いというメリットもある。
淋病	症状	多くの場合自覚症状はない。うみのようなおりものが出たり、膣の出口がはれたりすることもある。
	原因	性行為によって淋菌が感染して起こる。
	注意	子宮と卵管を経て骨盤内まで広がると、骨盤腹膜炎を起こし、卵管の癒着や詰まりが起こり、不妊の原因になる。20～30%はクラミジア菌の感染を合併しているので注意。
甲状腺疾患（バセドウ病・橋本病）	症状	甲状腺ホルモンが過剰につくられるバセドウ病（甲状腺機能亢進症）と、不足する橋本病（甲状腺機能低下症）がある。
	原因	バセドウ病は、甲状腺刺激ホルモン受容体に対する自己抗体が免疫系で過剰につくられ、これが甲状腺を刺激するため、甲状腺ホルモンが大量に分泌される。橋本病は、甲状腺に対して自己抗体が過剰につくられ、甲状腺自体を破壊するので甲状腺ホルモン分泌が低下する。
	注意	甲状腺ホルモンは分泌が過剰でも低下しても不妊の原因になる。卵子の質や発育に影響を与え、数を減少させることがある。流産、早産、胎児の奇形やリスクも高くなる。

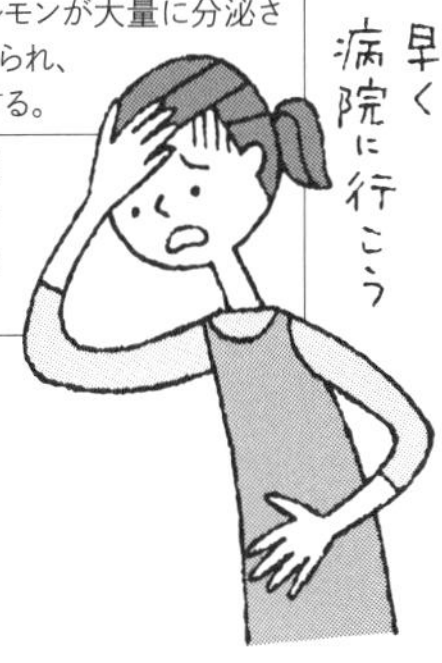

卵巣の状態や卵巣年齢がわかればライフスタイルも描きやすくなる

健康診断は定期的に受けているのに、婦人科検診は一度も受けたことがないという人は意外に多いのではないでしょうか。産婦人科医の立場として、もっと多くの人に婦人科検診を受けてほしいと、切に感じています。

婦人科検診では、婦人科系の病気がないか最低限のことを調べられるのはもちろんのこと、希望によってより詳しく自分の卵巣年齢を調べることができます。

「仕事が忙しいから」「内診があるからイヤ」という人もいるかもしれません。でも検診を受けることで病気の可能性がわかるだけでなく、毎月の月経痛を和らげたり、おりものやセックスなど、自分の体に関する悩みや不安を解消し、安心できることも実はたくさんあります。そしてやはり、卵巣年齢を知ることで将来の妊娠・出産に向けた現在のコンディションを知ることができることは、女性にとって大きなメリットです。

こう考えると、婦人科検診でわかることは恋愛や結婚、妊娠、出産……という女性の人生のステージで重要なイベントに影響することばかり。「病院＝病気やトラブル」とネガティブにとらえるのではなく、卵巣の状態や卵巣年齢を知ることで女性としての日常、そして生き方を充実させ、大事な人生のイベントを輝かせるための機会……と考えてみてはいかがでしょうか。

婦人科の病気には自覚症状のないものが多いため、ぜひ若いうちから婦人科検診を受けてほしいと考えています。

私としては20歳になったら、まず婦人科検診を、と合い言葉にしたいくらいですが、婦人科検診をしたことがない人には「どんなことをするの？」「痛いの？」という不安があるのも当然です。

ここではまず、婦人科検診の基本的な項目を説明します。婦人科検診とひと言でいっても、内容に明確な決まりはありません。主な項目や当クリニックでおこなっている

基本の婦人科検診

問診 →毎月の月経や過去の病気、手術、体重や食生活、生活習慣について確認します。

内診 →膣内に指を入れ、おなかを押さえながら子宮と卵巣の状態をチェックします。

経膣超音波検査 →細長いプローブという器具を膣内に入れ、モニターで子宮と卵巣の大きさや形、子宮内膜症や子宮筋腫の有無、卵巣嚢腫の有無などを調べます。痛みはありません。

血液検査 →採血をして、ホルモンの値や特定の病気の可能性を確認します。検査する項目はその人の状況によって判断します（一部の性感染症や貧血、子宮内膜症、卵巣腫瘍、甲状腺疾患など）。

子宮頸がん検診 →子宮の入り口の粘膜を少しこすって細胞を採取し検査します。

料金は内容によって異なり、原則、自費診療なので少し多めに1〜2万円は準備しておくといいよ。

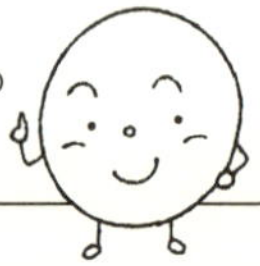

内容を上記にまとめておきますので参考にしてください。

将来妊娠したいあなたへ
〜遅くとも30歳までにＡＭＨ検査を

将来、妊娠を望んでいる人は、30歳になったら〝産む体〟としての状態を意識してほしいと思います。**卵巣の病気になったことがある人は卵子の残数が少ないかもしれないし、母親の閉経が早かった人は、遺伝的に閉経が早く訪れるかもしれない。**でも、それに早く気づくことで打てる手段を見出すことができます。

ここでは、前項までの婦人科検診に加えて、卵の数や質などを含む「卵巣年齢」をトータルにチェックできる検査を紹介します。

◎卵巣年齢はどうやって調べるの？
基礎体温↓基礎体温から月経周期を確認します。
ＡＭＨ検査↓卵巣内に残っている卵子数を予測する検査です。
経腟超音波検査↓月経３日目の胞状卵胞の数を確認します。
血液検査↓月経３日目のＦＳＨ値を確認します。

今すぐ妊娠したいあなたへ～とにかく早く！受診の遅れが命取りに

●あなたが30～35歳なら
まず一度、ＡＭＨ検査を追加してもよいでしょう。そして半年間、妊娠しないようであれば不妊治療専門クリニックを受診してみましょう。

●あなたが35歳以上なら

「自分は健康だし、生理も順調」などと自己判断せず、**すぐに一度、不妊専門クリニックを受診しましょう**。平均的には自然妊娠が難しくなってしまう年代です。AMH検査をはじめ、「不妊となる異常がないか」基本的な検査をおこない医師に相談しましょう！

これまで、卵巣にかかわる病気のことやそれを防ぐ検診について、できるだけ詳しく説明してきました。もしかしたら、ちょっとくどいと感じたり、耳が痛く感じたりした人もいるかもしれませんね。

でもこれらは、私が医師としてみなさんにぜひ知ってほしいことなのです。

というのも、次章からは卵子のために普段の生活の中でできることをお話ししていきますが、そうした知識や努力は、卵巣や子宮に病気によるダメージがないからこそ生き、実践できること。

例えば子宮内膜症ひとつをとっても、検診を受けなかったため気づかずにいたり、将来妊娠できなくなる可能性があるという知識がないまま放っておいたりした結果、「いつか子どもがほしい」という女性の希望を奪ってしまうかもしれません。

子どもがほしいという思いをもちながらかなえられず、辛い思いをしている女性たちを毎日見ているからこそ、病気について知り、防ぐためにぜひ検診を受けてほしいと思っています。

column

「卵子提供」という選択肢で思うこと

30代後半頃から不妊治療（体外受精）を開始した人の多くは、なかなか良い卵子が得られず、そのうち卵子もとれなくなり、いずれ、不妊治療をやめるというとても辛い決断をしなければなりません。そのときに、「私はできるだけのことをやった。結果は出なかったけれど、ここまで頑張ってきた自分を褒めてあげよう」と終了できる人と、どうしても諦めきれない人がいます。

女性として子どもを産みたいという欲求は非常に強いもの。これまでの治療が大変で長ければ長かったほど、すべて意味がなかったとは思いたくない。なんとしてでも子どもを産みたい……と思うのは当然です。また愛する人の子どもを産んであげたいという気持ちも強いでしょう。

そのとき、「卵子提供」というのが、一つの選択肢としてあります。卵子提供とは、若くて健康な女性から卵子をもらい夫の精子と受精させて、受精卵を自分の子宮に戻して出産を目指すことです。

厚生労働省研究班によれば、卵子提供による出産の割合は2012年の時点で3年前の3倍に増えたといいます。平均年齢は45・2歳で年間300〜400人の赤ちゃんが卵子提供で生まれていると推測されています。

米国のデータによると採卵して得られた卵子のうち、4・6%が赤ちゃんとして生まれるそうです。ただ年齢によって差があり、40歳以上の高齢女性では卵子の1%しか赤ちゃんになれないこと、若い女性からの卵子提供だと6・8%の卵子が赤ちゃんになるそうです。

また若い卵子をもらっても、子宮内に有害物質が蓄積して子宮内環境が悪いと、胎児形成期に悪影響を及ぼし、先天異常や胎児の神経発達への影響が心配されます。

高齢女性では特に体内の有害物質の蓄積量が高いため、血液や羊水を介して子宮内の胎児に影響を与える心配があります。卵子が若ければ妊娠はできますが、胎児を育む子宮の環境も大切なのです。

だからこそ、第5章の90日間プログラムで胎児に良い子宮の環境をつくってほしいと考えています。

私は本来、卵子提供ということには慎重であるべきだと思います。いくら自分のおなかの中で10カ月育って生まれた子どもといっても、遺伝的にまったく関係のない、血のつながりのない子どもを産むことになるのです。果たして、すべての人がその子を本当に愛して育てていけるか、不安を感じます。生まれた子が重篤な病気だったり、反抗期でひどいトラブルを起こしたりした場合に、ちゃんと受け止めて、育てていけるか。「どんな子どもであっても一生ちゃんと愛し続ける」という夫婦の固い決意が必要です。

以前に不妊のご夫婦がいて、検査の結果、ご主人が無精子症と診断され、第三者からの精子提供を受けて出産された方がいました。ところが、生まれた赤ちゃんが水頭症という重篤な病気で出生後から入院して手術が必要な状態でした。その結果、このご両親は、「自分たちの子どもではない」と赤ちゃんを病院に残したまま受け取り拒否ということがありました。

　また、精子提供で生まれた方に対するインタビュー、アンケート調査の結果を見ると、「自分が精子提供で生まれたということを知ってこの治療についてどう思うか？」という質問に対し、「小さい頃から、父からの愛情を感じなかった。後で精子提供の子だと知り、とてもショックだった」とか、「自分の父親がどんな人なのかわからないことは、とても不安で悲しいこと」「自分は生まれてこない方がよかった」とまで言われる方が少なくありませんでした。

　精子であっても、卵子であっても、自分のルーツがわからないということは、生まれてきた本人も非常に悩み苦しむ可能性があります。したがって、この問題はとても難しくデリケートなのです。

「できれば若いうちに自分の卵子で生んでほしい」という基本的な考えは変わりません。そのためにも、働く女性が20代のうちに妊娠、出産をし、子育てをしやすい社会をつくることが必要なのだと思います。

がんの治療と卵巣や卵子の凍結

乳がんや白血病など悪性腫瘍の治療で使用する抗がん剤や放射線治療には、がん細胞だけでなく卵子も死滅させてしまう作用があります。そのため、そうした治療を受けた後は、若い女性でも卵巣機能のほとんどを消失してしまう場合があります。わかりやすく言うと、月経も排卵もなくなり、妊娠する能力が失われ、早期に閉経してしまう可能性があるのです。

これまでのがん治療は、まずは患者さんの命を助けることで精いっぱいでした。でも、最近では医療の進歩により、多くの人が「がん」を乗り切ることができるようになってきています。しかし妊娠ができない体になることが多いので、なんとか「卵子」を残せないかと考えられたのが、「卵巣や卵子の凍結」という方法です。

その場合、抗がん剤の投与や放射線治療の前に卵巣の一部を切除するか、卵子を採取し、凍結保存する方法が近年おこなわれるようになってきました。

卵巣や卵子を凍結しても必ず妊娠に至るわけではありませんが、妊娠の可能性を残すことはできます。こうした方法はまだ広く浸透していませんが、多くの人に知識として知っておいてほしいと感じています。

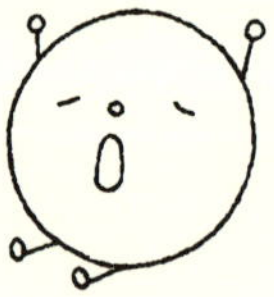

第3章

卵子を老化させる6つの要因

卵子を老化させる最大の要因・酸化ストレス

老化の原因は細胞がサビること

卵子の老化は誰にでも起こる現実ですが、3章では卵子が老化する原因となる因子や生活習慣について知ってもらい、限られた卵子をどのように守っていくのかについてお話しします。

いざ愛する人の子どもを産みたいと思っても、時すでに遅しという女性の苦しみを少しでもなくしていきたいという思いからも、20〜30歳代の女性たちには、卵子を守るために今の生活習慣を見直す機会をつくってほしいと考えています。そこで、生活習慣の見直しと体質改善についてお話しします。

それは**卵子を老化させる「酸化ストレス」に打ち勝つこと。そのために必要なのが「禁煙」「バランスのとれた食生活」「体重の管理」「脱・精神ストレス」「良質な睡眠」「運**

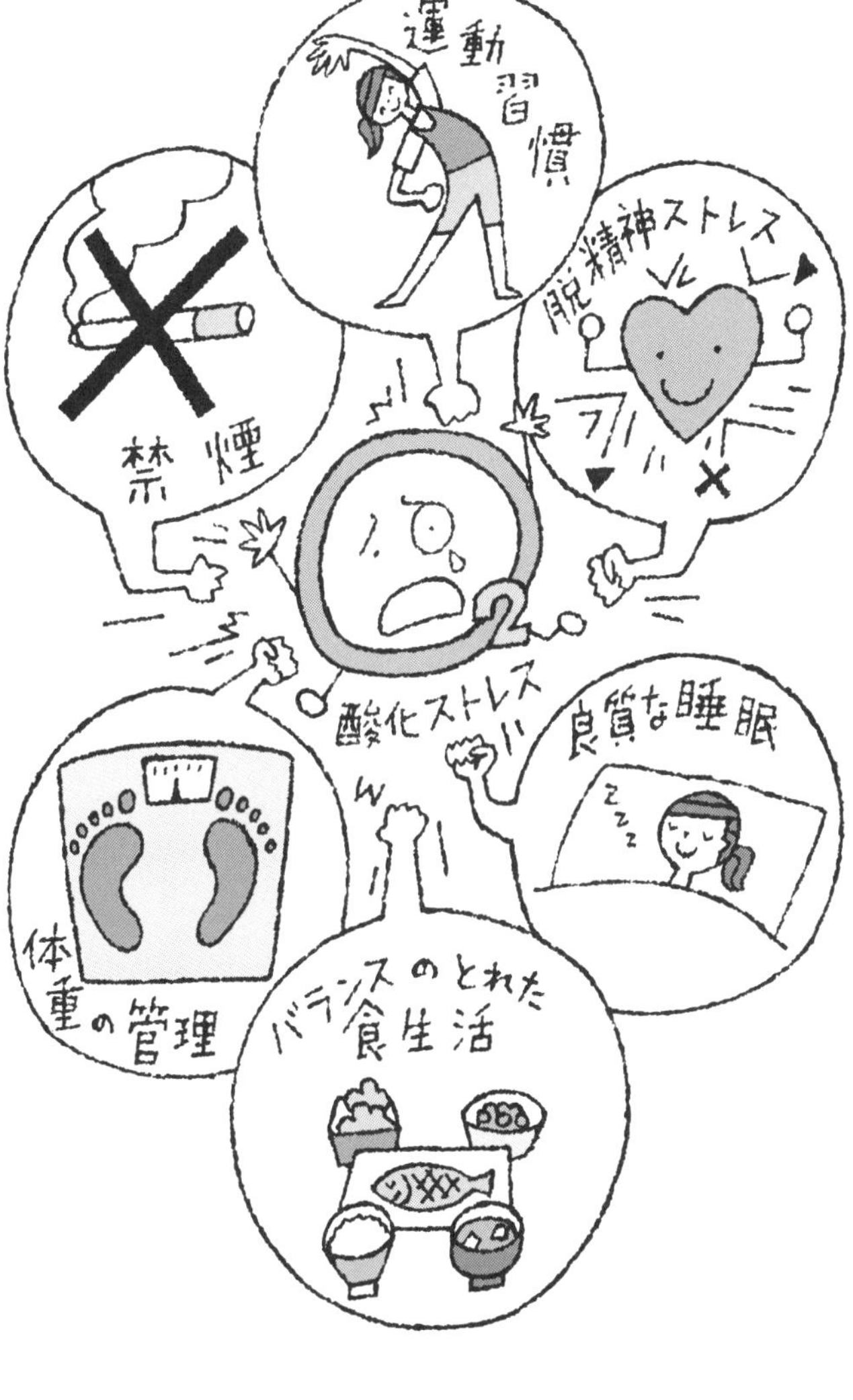
運動習慣
脱精神ストレス
禁煙
酸化ストレス
良質な睡眠
体重の管理
バランスのとれた食生活

動習慣」の6つです。まずは意識することから、そしてできることから始めてみましょう。

呼吸しているだけで卵子はサビる

そもそもなぜ、私たちの体、そして卵子は老化するのでしょうか？

「人間の体は年齢とともにサビていく」という言葉をテレビなどで聞いたことがある人は多いと思いますが、その原因となるのは**「活性酸素《かっせいさんそ》」**。私たちは普段の生活の中で活性酸素によるダメージを受け続けています。

私たちの身の回りには、「活性酸素」を生み出す要因がたくさんあります。例えば**タバコを吸ったり、お酒を飲みすぎたり、睡眠不足や運動不足、過労や強いストレスなど生活からくる因子**があります。

ほかには、環境から来る**紫外線や放射線の影響**によっても酸化ストレスは発生します。こうした因子によって、体内で過剰に活性酸素が発生してサビついた状態となることを「酸化ストレス」といいます。

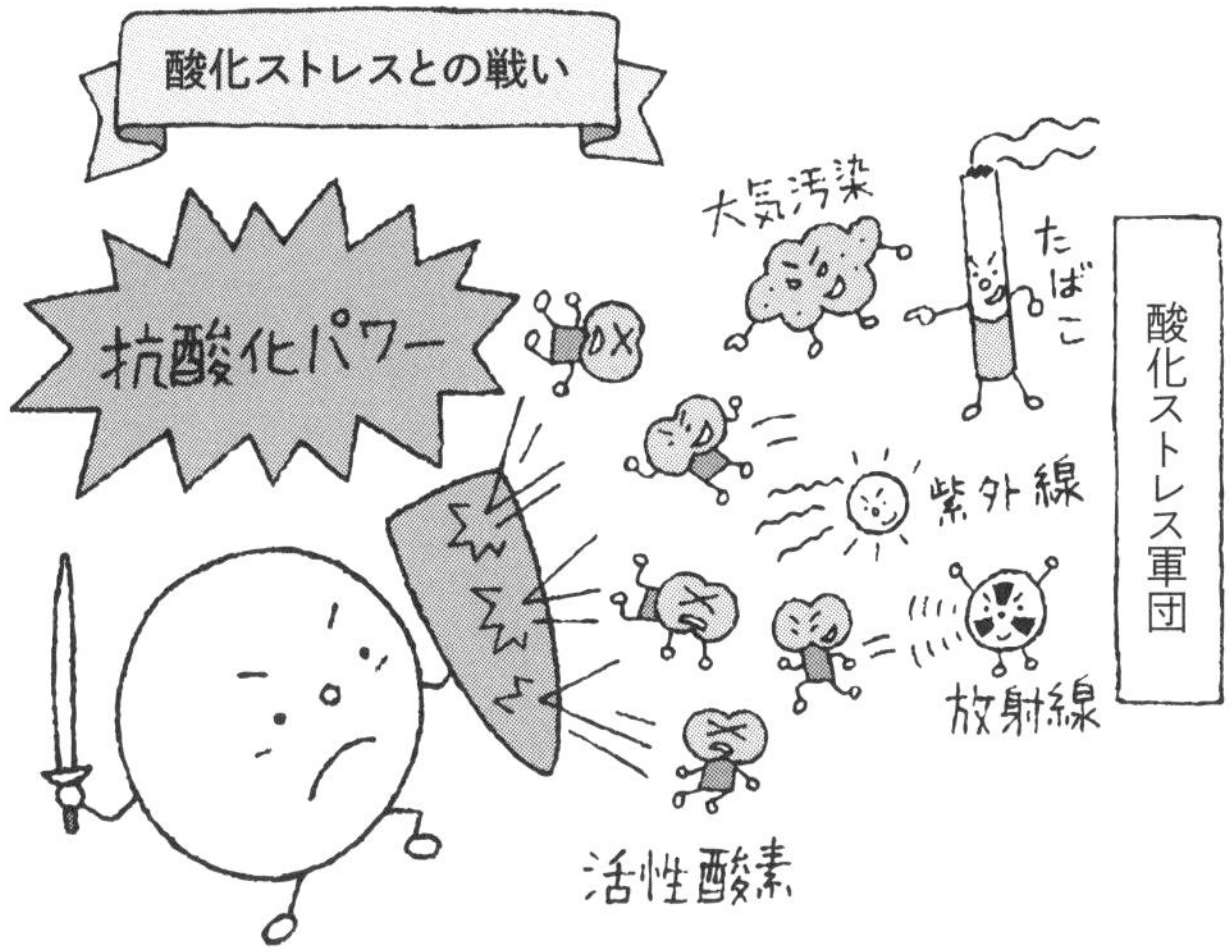

わかりやすい例を挙げると、果物や野菜などを切ってしばらく時間が経つと空気に触れて変色してしまいますよね。それと同様に、実は私たちも呼吸をしているだけで常に酸化のダメージ（酸化ストレス）にさらされています。

呼吸によって体内に取り入れられた酸素のうち、約2％は酸化力が非常に強い「活性酸素」となります。

酸化ストレスによって細胞が酸化する（サビる）と、人間の体にはさまざまな機能障害が起こります。それは卵子も例外ではありません。

本来は細菌やウイルスなどの攻撃から体

を守る役割を果たすものですが、増えすぎると正常な細胞や遺伝子をも攻撃し（酸化させて）傷つけてしまう厄介な物質なのです。

加齢とともに、「活性酸素」を除去する力が弱まり、細胞のサビは内臓や皮膚、骨、脳などのあらゆる組織にダメージを与えます。

そのため老化だけでなく、がん、動脈硬化、糖尿病、アルツハイマー型痴呆症など、さまざまな病気の原因になります。このように、**老化は酸化ストレスが原因**なのです。卵子が老化するというのは、酸化ストレスによって卵子の質＝生命力が落ち、ダメージによってＤＮＡが傷ついていくことを意味しています。卵子についた傷を治す力は年齢とともに弱まります。出産可能時期が終わりに近づくほど、その傾向が強くなってしまい、傷ついた卵子だと染色体が異常となったり、成熟できないといった問題が起きてしまいます。

そこで重要なのが、**抗酸化力を高めること**。人間には活性酸素によって受けるダメージから体を守ろうとする防御システム「抗酸化作用」が備わっています。酸化ストレスに打ち勝つ「抗酸化力」が高ければ、このようなサビになるダメージから卵子を守ることができます。

では「抗酸化力」を高めるためには、どうしたらよいのでしょうか？

例えば運動をする、バランスのいい食事をとる、良質な睡眠をとる、ストレスをためない……といった、ごく当たり前のことだけれど、なかなか実践しにくい生活習慣を見直すことが第一歩。「酸化ストレス」の具体例とその対策についてはこの後、詳しく説明していきます。

卵子を老化させる因子① 喫煙（タバコ）

タバコは卵子を5歳老化させる

厚生労働省が3年に1回おこなっている国民生活基礎調査のランキング（2010年調べ／JTの調査）によると、女性の喫煙率の全国平均は12・1％。これに対し私のクリニックがある北海道は17・5％と5.4ポイントも高く、なんと38年もの間、悪しきトップの座を守り続けています。

「これまでにタバコを吸う習慣はありましたか？」私は初診で訪れた患者さんに、まずこの質問をアンケートなどで投げかけます。

「不妊治療でクリニックを訪れる患者さんにタバコを吸っている人なんていないのでは……」と思う人もいるかもしれませんが、過去から現在にかけて喫煙していたことがある方は約50％。今まさに妊娠適齢期にいる20歳代に関していえば70％を超えていました。

タバコが不妊の原因になっていることは疑う余地もないので、すぐに禁煙をすすめます。体に悪いことは誰もがわかっているけれど、卵子の質に多大なダメージを与えることや、卵巣の機能を弱らせてしまうことは実感していない人が多いのです。

タバコは卵子への虐待です

ある化粧品会社の調査によると、タバコを吸う人は吸わない人に比べて、メラニンの状態が5歳以上も老化していたそうです。これはシミの多い黒ずんだ肌になってしまい、肌年齢の老化が進んでいるということです。

卵子についても、ほぼ同じことがいえます。喫煙年数と本数にもよりますが、**タバコを吸っている人は、卵子の質が悪く、実年齢より5歳は老化が進んでいる**といっても過言ではありません。これは私自身が診察や治療を通して、日頃実感していることです。タバコには数千種類の化学物質が含まれており、約40種類は発がん性物質です。まさに有害物質の巣窟なのです。

喫煙は全身のあらゆる細胞にダメージを与えて寿命を短くします。特に卵子や精子に対する毒性は強く、のちのち赤ちゃんへと受け継がれるはずの卵子や精子の遺伝子（DNA）に傷をつけてしまいます。新しくつくられ続ける精子と違い、卵子はダメージを受けると二度と回復しません。

しかも**タバコを吸っている女性は、吸っていない女性に比べて、1年以上不妊となる確率が3・4倍とかなり高いうえ、タバコに含まれる有害物質が卵細胞（卵子）をどんどん死滅させ、閉経を5〜10年早める**ともいわれています。

有害物質にまみれてダメージを受けてしまった卵子では妊娠しにくく、妊娠しても流産となるリスクが高くなります。

ほかにも卵子の遺伝子に傷がつき染色体の異常が多くなる、多精子受精（卵子に精子が複数受精する）といった異常な受精が起きる、卵管の働きが阻害される、子宮内膜が薄くなり受精卵の子宮への着床を阻害する、女性ホルモンの分泌量を減少させるなど、喫煙は不妊や流産、異常妊娠につながるさまざまな悪影響を女性の体に及ぼす大敵です。

もちろん、傷がついた遺伝子が卵子や精子から赤ちゃんに受け継がれると、赤ちゃんの先天異常や将来の病気、がんなどの発生リスクも高まります。

妊娠してからタバコをやめるのでは遅い

また卵子の減少は、タバコを吸っている女性本人だけの問題ではありません。ある研究で**喫煙している妊婦さんのおなかにいる赤ちゃん**（**胎児**）**の卵巣を調べたところ、赤ちゃんの卵子の数も激減**していました。

妊娠初期は、胎児の卵巣や精巣、神経などの重要な器官がつくられる時期です。妊娠中、特に妊娠初期の喫煙は、胎児が女の子の場合は胎児の卵巣にダメージを与え、生まれつき卵子の数が少ない女の子というハンディを背負わせてしまうことになります。胎児が男の子の場合でも、精子の元である精祖細胞の減少につながり、生まれてきた赤ちゃんの精子が少なくなることがわかっています。

妊婦がタバコを吸うことと赤ちゃんの先天異常の発生には、どのような関連があるかの大規模な分析調査もおこなわれています。その結果、新生児の心血管系異常（心臓や血管の異常)、四肢《しし》(手足)の欠損、顔面欠損、消化管奇形などさまざまな障害の原因になりうることがわかっています。それだけではありません。生まれてきた赤ちゃんが、アトピー性皮膚炎や喘息《ぜんそく》、糖尿病ほか、いろいろな病気になってしまう確率が増加するともいわれています。

また、赤ちゃんの脳や神経の発達に悪影響を与えるため、知能の低下や学習障害、自閉症などになるリスクも高くなるともいわれています。「妊娠したらタバコをやめるつもり」という女性は多いのですが、**妊娠前の喫煙も、不妊専門医の立場から言わせていただくと厳禁。**

タバコに含まれる化学物質は、一度体内に入ると10~15年も排出されません。タバコの本数と喫煙年数が多ければ多いほど、体内に蓄積される量は多く、残留期間も長いのです。妊娠したときにはお母さんの体内にたまっている有毒物質が血液、羊水、母乳などに高濃度に分泌されて、赤ちゃんへ運ばれてしまうということをくれぐれもお忘れなく。

私のクリニックでは、タバコを吸っていた女性が生活習慣を見直し、禁煙したことで赤ちゃんを授かったケースが多数あります。

3回の流産を経験し、不育症として当クリニックを訪れたA子さん（当時30代後半）。しかし精密検査では特に問題は見つからず、カウンセリングをしたところ、少女時代（15歳）から喫煙の習慣があったので、直ちに禁煙するようアドバイスをしました。

タバコによるダメージは、1日の喫煙本数と喫煙年数によっておおよそ見当をつけることができます。彼女は、1日20本以上、喫煙年数は20年以上もあり、卵巣へのダメージは相当深刻なものと思われました。

ただし、禁煙だけではそう簡単に卵子を元気にすることはできません。半年後に妊娠することができたものの、再び流産してしまいました。長年の喫煙でたまった有害物質が体内から抜けるのに、とても時間がかかることはすでに述べてきたとおりです。

そこで、できるだけ早く有害物質を体外に排出するため、ウォーキングや水泳などの有酸素運動に、遠赤外線療法などを加えて代謝を高め、汗をかくよう指導しました。

その結果、1年後には5回目の妊娠。無事、出産に至ったのです。喫煙期間が短い場合、禁煙してから時間を置かずに妊娠できる人もいます。いつかは赤ちゃんがほしいと思っている女性は今こそがやめ時です。

「夫がタバコをなかなかやめられない（やめる気がない）」――クリニックで不妊治療をしている女性からは、よくこんな声も聞きます。産むのは女性だし……と安易に考えている男性もいるかもしれませんが、喫煙は男性不妊にも影響を与えます。タバコに含まれる有害物質によって精子の数が減少し、運動率も低下してしまうからです。

当然、受精・妊娠しづらくなり、卵子と同様、精子の中の遺伝子にもたくさんの傷がつきます。傷ついた遺伝子は子どもに受け継がれ、妊娠したとしても流産してしまったり、赤ちゃんが先天異常を有していたりするリスクにさらされることになります。

副流煙も卵子の質を下げてしまう

ご主人やおじいちゃん、おばあちゃんなど、同居する家族がタバコを吸っている場合、そして職場が分煙していない場合、本人がタバコを吸っていなくても受動喫煙（喫煙者が吐き出す煙とタバコ点火部から立ち上る煙――副流煙――を周囲の人が吸うこと）による影響が心配されます。

特に**副流煙《ふくりゅうえん》は、喫煙者自身が吸い込む煙の数倍から数十倍以上の有害物質を含んでいるため、とても危険**です。中でも主流煙と比べて、副流煙に何十倍も多く含まれるカドミウムやベンツピレンは精子形成阻害や卵胞の成熟過程での死滅などを引き起こします。

そのほかにも多数の毒素が含まれていて、精子や卵子のDNAに傷をつけ、受精能力を低下させてしまうのです。米国環境保護局が、環境タバコ煙をAクラスの発がん物質に分類していることからも、その有害性は明らかです。家族に喫煙者がいると、乳幼児の呼吸に影響、突然死も起こりえます。

不妊治療に訪れる女性のご主人には喫煙者が多いというアンケート結果も出ています。私のクリニックで不妊治療を受けていたB子さん（当時40代前半）のご主人もそうでした。彼は1日40本以上も吸うヘビースモーカー。精液検査をしたところ、やはり精子の数が少なく運動率も極めてよくありません。B子さんの受動喫煙の問題も心配だったので、子どもがほしいならすぐにでも禁煙するよう伝えましたが、ご主人に禁煙の意志はありませんでした。

仕方がなくそのまま人工授精をおこなったところ、なんとか妊娠。２人は奇跡的な妊娠をとても喜んでいましたが、残念ながら胎児の先天異常により、死産になってしまいました。原因はタバコだけとは限りませんが、胎児の異常を引き起こす可能性は高くなります。

また、30代後半のCさんも、私のクリニックで治療を受けていましたが、職場が大変なヘビースモーカーの多い会社で、いつもタバコの煙の中で仕事をしていたそうです。体外受精で妊娠しましたが、残念ながら死産。胎児は染色体異常でした。彼女は職場を辞め、再度体外受精をおこない、無事出産することができました。

大事な赤ちゃんのために、タバコは日常生活からできるだけ遠ざけるようにすることが、卵子を守るためには必要なことです。だから、私はあらためて**「赤ちゃんを望むなら、夫婦ともにタバコは吸わないこと！」**ときっぱり伝えたい。それは妊娠するという目的をかなえるための前提ともいえる、絶対条件です。

卵子を老化させる因子②　不規則で偏った食事

添加物に気をつけ、糖化ストレスのない食事を

現代の20歳代後半〜アラフォーの女性たちは、食事時間が不規則だったり、暴飲暴食が続いたり……。忙しい毎日の中で時間に追われていると、「夜遅くに食事をする」「お酒を飲みすぎる」「朝食を抜く」「コンビニ弁当や惣菜をよく食べる」……といった〝ついつい〟の積み重ねで食生活の乱れや偏りを実感している人も多いのではないでしょうか？

食生活に関しても、「妊娠してから気をつければいい」と思っていませんか？

私たちの体は、毎日食べるものからつくられています。食事はその人の体内、そして卵巣や子宮内の環境に大きく影響します。しっかりと栄養を与え、細胞の一つ一つが活発に働いてこそ、卵子という命のみなもとを育むことができるのです。

体を〝コゲ〟させる甘いものやアルコール

「スイーツやお菓子が大好き！」「アルコールを飲んだら、〆の炭水化物がほしくなる」「ダイエットの後にドカ食いしてしまう」……というあなたは、**「糖化ストレス」**にさらされています。

「糖化ストレス」は、「酸化ストレス」や心身のストレス、免疫反応によるストレスなどと並び、老化の原因なのです。「糖化」とは食べ物からの過剰な糖が体内のたんぱく質と結びつき、変性させてしまう反応をいいます。酸化ストレスの〝サビる〟に対し、〝**コゲる**〟という表現がイメージに合っています。

たんぱく質の糖化（コゲ）により、最終的には糖化最終産物《とうかさいしゅうさんぶつ》（ＡＧＥｓ）と呼ばれる老化促進物質がつくられ、それが体内にたまってきます。たまったＡＧＥｓは細胞を傷つけ老化を早めてしまう物質です。

私たちの体はたんぱく質でできているので、肌や目、骨、筋肉、内臓、血管、神経など、どこにでもＡＧＥｓは蓄積します。肌にシワが増えたり、視力が低下したり、

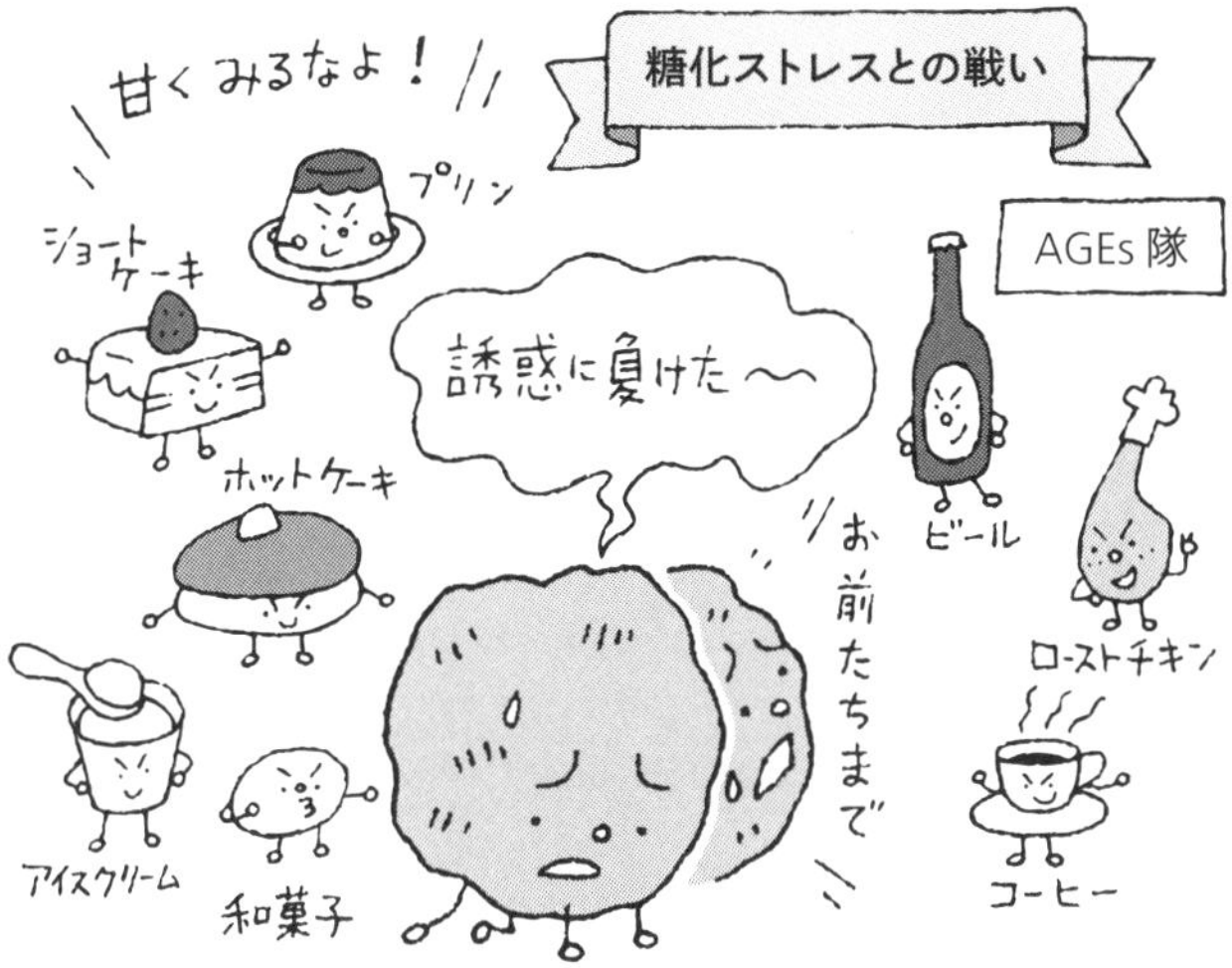

記憶力の低下や筋力低下、内臓の機能の低下などあらゆる老化現象を促進します。ＡＧＥｓは、それ自体が褐色。いわゆる〝お肌のくすみ〟は、ＡＧＥｓが皮膚にたまって透明感が失われるのが原因です。

もちろん卵巣や卵子にも影響します。特に卵子を育む卵胞液の中にＡＧＥｓが分泌され、卵子を老化させてしまうのです。ＡＧＥｓが卵胞内にたまると卵胞の発育が悪くなったり、卵子が精子と受精しにくくなったり、受精してもその後の発育が止まってしまったりと、妊娠に悪い影響を及ぼします。

特に**褐色の食品、飲料には注意が必要**です。例えばビールやコーヒー、ローストチキン、ご飯のおコゲなど、いわゆる焙煎などの加熱処理によってたんぱく質や脂肪が変性した食品には、ＡＧＥｓが多く含まれています。くれぐれもとりすぎにはご注意を。

食品の調理法もタンパク質の糖化（コゲ）が起きやすい、「揚げる」「焼く」よりは「煮る」のが一番のおすすめです。

そして、糖化ストレスを抑える食生活を送るためには、糖分を多く含む食品を控えるだけではなく、〝食べ方〟が重要。食事をすれば血糖値は上がりますが、最も気をつけなくてはいけないのが「血糖値の急激な上昇」です。

それを避けるには、**血糖値が上がりやすい食品を後に食べるのがコツ**。最初に繊維質の多いサラダを食べて、次に野菜の煮物などのおかず、その次に肉や魚、最後にご飯を食べるというのが理想的です。お菓子なども、空腹時に食べるのではなく、食後のデザートとして適量であれば、ＯＫです。

ちなみに空腹時に甘いものやファストフードなどを食べるのは、絶対にやめましょう。血糖値が急激に上がるため、「これは大変だ」と体が反応し、正常値に戻そうと膵臓《すいぞう》からインスリンがどんどん分泌されます。そのため今度は血糖値がぐっと下がり、空腹感が強くなります。よって、さらに食べすぎてしまい、カロリーオーバーに。

この悪循環が続くと、インスリンの働きはどんどん悪くなり、内臓脂肪が増加し、メタボに一直線。そして糖化反応も急速に進み、卵子の老化を加速させてしまうのです。

このような悪い食生活から来る過剰なインスリン分泌は、卵巣に作用して男性ホルモンを多く分泌させます。また、多嚢胞性卵巣症候群といった体質がある人の場合は症状が悪化し、排卵障害を引き起こします。

また菓子類に多く含まれているブドウ糖は、急激に血糖値を上げる食材の代表選手です。よく「脳のエネルギー源はブドウ糖」ともいわれますが、脳の代替エネルギーは存在しますし、少なくとも現代日本の食生活では、砂糖不足（炭水化物不足）という事態はありえません。

現代の食生活の問題点は血糖値を急激に上げる食材や食べ方が実に多いこと。甘いジュースやお菓子はもちろん、精製された小麦粉を使ったパンや白米などを食べても、血糖値はすぐに上がってしまいます。

胚芽小麦やライ麦などで作られたパン、玄米や雑穀などを選ぶことによって、急激な血糖値の上昇を防ぐことができます。そう、人間の体は精製されていない食品をよく噛んで食べていれば、血糖値がちょうどよく上がるような仕組みになっているのです。

また、たとえ同じ食品を食べた場合でも、**ゆっくり食べる、腹八分目に抑える**といった食べ方の工夫で急激な血糖値の上昇は避けることができ、ひいては糖化のリスクを下げることができます。食事は〝1日3食〟が基本！　1食でたくさん食べると急激なインスリンの分泌を引き起こすので、体への負担が大きくなってしまうからです。

最後に、食べる時間帯も重要です。**寝る直前に食べるのはもってのほか**。少なくとも3～4時間は空けましょう。

さらに甘いものと同じように好きな人にはたまらないお酒ですが、酸化＆糖化ストレスをダブルで増加させてしまいます。1週間にワインをグラス5杯（ビールなら中ビン4本）以上飲む女性は、飲まない女性に比べて妊娠率が2分の1だったという報告もあるほど。お酒は飲まないに越したことはありません。

とはいえ、〝適量〟のアルコールはリラックス効果もありますよね。私もお酒は好きですから、どうしても飲みたい方は目安として、1週間にワインならグラス3杯を超えないぐらいの量に抑えておくといいでしょう。

食品に含まれる、添加物や化学物質に要注意！

最近は、長期保存が可能な冷凍食品やレトルト食品、缶詰などの便利な食品がどんどん出てきていますが、その多くに食品添加物や保存料が含まれています。また、産地によっては農薬やダイオキシン、水銀など有毒な物質が含まれる食材もあります。

それらは栄養になるどころか、むしろ有害なもの。「妊娠を望んでいるのなら自分のことだけでなく、いつか生まれてくる大切な赤ちゃんのことを考えた食生活を心がけてほしい」そう切実に思うのは、私自身の実体験から来ています。

私は27歳で長女を、30歳で次女を出産しました。次女の妊娠中は長女を実家に預けて、地方都市の病院で単身赴任をしながら産婦人科医として働いていました。

子どもと会えないやるせなさや非協力的な夫へのストレスなどを抱え、精神状態は極めて不安定……。つわりがひどく常に脱水状態でしたから、飲み物が欠かせませんでした。でも太りたくないという一心で、妊娠中にもかかわらずダイエット飲料（糖分ゼロ）ばかり飲んでいました。それも、1日1リットル以上。さらに、吐き気と倦怠感、仕事の疲れで食事を作ることができず、レトルト食品やコンビニ弁当ばかりの食生活。今振り返ると、本当に情けなくなります。

後で知ったことなのですが、私の飲んでいたダイエット飲料の中には、「4-メチルイミダゾール（4-MI）」という発がん性の疑いのある物質や、とりすぎると胎児の発育に有害な「カフェイン」が含まれていました。また「アスパルテーム」という人工甘味料が使われていて、大量に飲むと脳の神経細胞への影響や発がんの懸念もあったのです。

レトルト食品やコンビニ弁当には保存料や着色料などの添加物が使われていますし、米や野菜、肉などが外国産の場合、農薬やホルモン剤、ダイオキシンなどが国内基準より多く含まれている不安もあります。肉体的にも精神的にも非常に悪い状態のうえ、決して健康的とはいえない食生活。胎内環境は、かなり悪化していた可能性があります。

原因は定かではありませんが、次女は生まれてすぐ重いアトピー性皮膚炎を発症し、胃腸が弱く何かと病気がちでした。ストレスにも弱く、すぐ胃腸を壊してしまうのです。さらに成人しても月経不順が続くため、ＡＭＨ検査をしてみたところ、卵子が少ないことがわかりました。

もし、あの時もっと気をつけていたら……と思わずにはいられません。今から後悔しても遅いのですが、母親の胎内環境は生まれてくる子どもの体や脳の発達にとても大きな影響を与えますから、常に良い状態を保っておくためにも、食生活は本当に大切なのです。

現在、次女は成人し、私の悪しき食生活とは逆に、産地にこだわった食材を選び、自炊中心の生活を実践しています。バランスの良い食生活と運動によるデトックスを心がけ、健康的に体質改善をしていることを、親としてうれしく思います。

卵子とホルモンを育む〝パワーフード〟を食べよう

言うまでもなく、子宮や卵巣の妊娠を成立させる機能（生殖機能）がしっかりと働くためには**「卵子とホルモンを育む食生活」**が不可欠です。では、「卵子とホルモンを育む食生活」とはどんな食事なのでしょうか？

食品研究家で医学博士の吉村裕之先生が提唱されている「**まごわやさしい**」の食事はとても有効だと思います。

食生活改善の合い言葉ともいわれていて、**「ま（まめ）」は豆類**、**「ご（ごま）」は種実類**、**「わ（わかめ）」は海藻類**、**「や（やさい）」は緑黄色野菜、淡色野菜、根菜**、**「さ（さかな）」は魚介類**、**「し（しいたけ）」はきのこ類**、**「い（いも）」はいも類**を表しています。それぞれ、日本には昔からあるおなじみの食材ばかり。

「まごわやさしい」を食生活に取り入れることで、生活習慣病予防、コレステロールダウン、老化予防、皮膚や粘膜の抵抗力強化、疲労回復、骨を丈夫にするなどの効果があるといわれています。

妊娠するために大事な食事のポイント

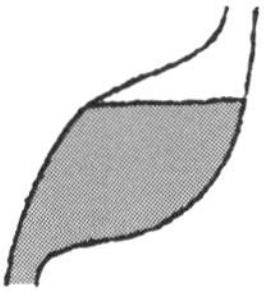

腹八分目

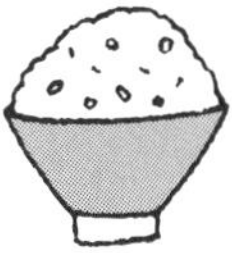

主食は
玄米・雑穀米

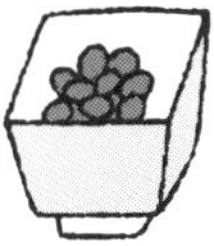

大豆製品を
食べる

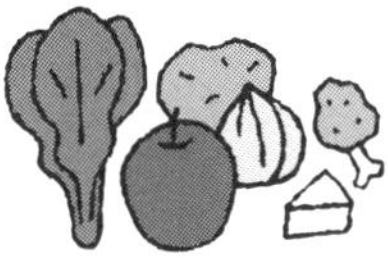

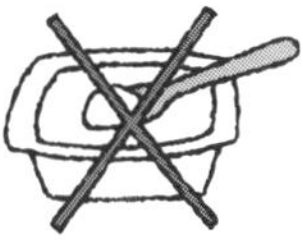

1. 糖分は控えめに
2. 「まごわやさしい」の食生活を
3. 季節の食材を食べましょう
4. 食材を選ぶときは産地や生産者の顔が見えるものを
5. 上質な紅花油、亜麻仁油、しそ油、ごま油、オリーブオイルなどはおすすめ

※マーガリン、ショートニングを使った菓子類、業務用揚げ油など、トランス脂肪酸が多く含まれる脂質はNG

6. 食事は主食（玄米、雑穀）、主菜（肉・魚・大豆・卵などのたんぱく源）、副菜（野菜・きのこ・いもなどのビタミン、ミネラル類）のバランスを考えて、できるだけ多くの品目を食べること
7. 1日3食、腹八分目を心がけて

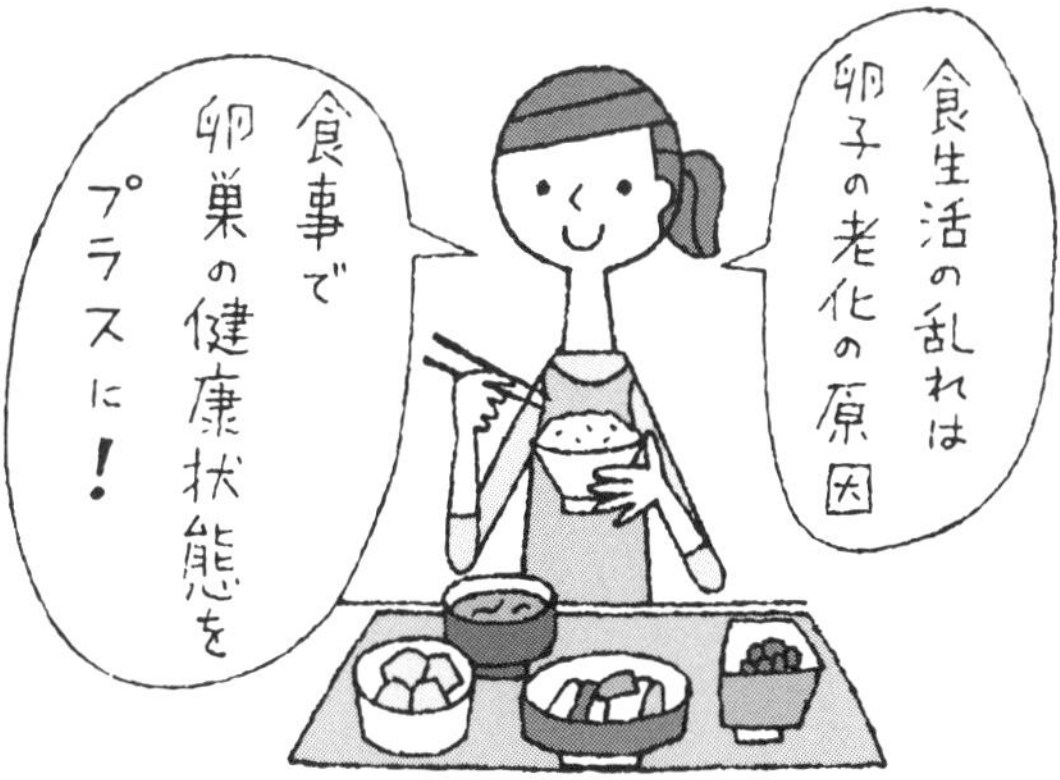
食生活の乱れは卵子の老化の原因
食事で卵巣の健康状態をプラスに！

これらの食材を毎日のように食べてきたからこそ、日本は世界一の長寿国になったといっても過言ではありません。こうした食材を中心に、なるべく多くの食材を少しずつ食べることが、卵子にパワー（栄養）を与え、元気な状態を保ってくれるはずです。そして何よりも大切なのは食材選び。判断の基準は、体が喜ぶかどうか、ということに尽きると思います。

まず**季節の食材を食べること**。旬の味覚にはビタミン、ミネラル、フィトケミカル（野菜自らが害虫や紫外線などから自分を守るために蓄えた成分で、強い抗酸化作用をもつ）などがとても豊富です。また旬の魚にはＤＨＡやＥＰＡがたっぷり含まれているので、それらの栄養素を効率よく摂取することができます。

そして、**産地や生産者がわかるものを選んで、より安全な食材を食べること**を意識しましょう。さらになるべく加工していないものを選ぶこともポイント。成分表示をしっかりチェックして、食品添加物の表示項目が少ないもの、遺伝子の組み換えではないものを選びましょう。

また、太りたくない女性の中には野菜中心の献立にして、肉や油を極端に避けた食事をしている方もいますが、あまりおすすめできません。人間の体にはある程度のコレステロールが必要です。

コレステロールはホルモンの原料になるだけでなく、細胞の膜を守ったり、血糖値が急に低下するのを防いだりしています。コレステロールが少なすぎると、妊娠に必要な女性ホルモンが十分につくれなくなり、お肌は乾燥してカサカサになってしまいます。またおなかが空きすぎてドカ食いしてしまったり、免疫機能が低下して病気がちになってしまうなどの悪影響が。

肉にはたんぱく質や脂肪分、亜鉛が含まれているので、少量を食べることは体にとって良いことです。また、ごま油やオリーブオイルなど良質な脂肪も適量は必要です。

ただし、**トランス脂肪酸は避けること**。トランス脂肪酸とは、不飽和脂肪酸《ふほうわしぼうさん》の一種ですが、飽和脂肪酸に近い性質があり、工業的に作られた天然には存在しない脂肪酸です。例えばマーガリン、ショートニングを使った菓子類、業務用揚げ油や、乳製品・食肉製品などに含まれています。わかりやすく言うと、ドーナツ、クッキー、フライドポテト、冷凍食品、ファストフード、あらゆるスナック菓子にトランス脂肪酸が使われています。

トランス脂肪酸を過剰に摂取すると、女性の妊娠力を低下させる可能性や、男性の精子の減少が報告されているほか、悪玉コレステロールの上昇や糖尿病、動脈硬化、発がんリスクの増加など体に有害な影響を及ぼすので、注意が必要です。脂質をとるなら、上質な紅花油、亜麻仁《あまに》油、しそ油、ごま油、オリーブオイルなどがおすすめです。

さらに亜鉛や、鉄、カルシウム、マグネシウムなどのミネラルが不足すると、卵胞の発育が悪くなったり、受精卵の発育が進まなくなったりすることが報告されています。男性の場合は精子をつくる機能が低下し、精子の数が減少します。

最近の日本人の栄養摂取量を見ると、多くのミネラルが不足しています。不足しているミネラルをまんべんなく補うには、緑黄色野菜だけでなく、豆類やきのこ類、海藻、小魚、玄米、雑穀など、多くの種類の食材を少しずつ食べることが有効です。ぜひ「まごわやさしい」を参考に実践してみてください。

卵子を老化させる因子③　肥満とやせすぎ

体重が卵子のパワーを左右する

私のクリニックでは、初めて来られた患者さんに、現在の身長・体重と、これまでの体重変化について、詳しくお聞きします。特に過激なダイエット経験の有無は重要です。

バランスのいい食生活の次に、心がけてほしいのが体重管理なのです。「もっとやせて、きれいになりたい」という願望をかなえるべく、さまざまなダイエットを試してきたという女性は少なくないはず。

でも、**いきすぎたダイエットによる体重の急激な変動は、卵子の老化を加速させる原因**になります。ホルモンのバランスを崩したり、月経の周期が乱れたりして無排卵を引き起こしたり、不妊となるケースも増加しています。特に短期間に体重が大幅に減少すると、ホルモンの分泌を司る脳の視床下部からの指令がストップしてしまいます。脳からの指令が出ないと、卵巣はパニックになり、働かなくなるので要注意！

規則正しい排卵周期を保つためには、適正体重をキープすることが大切。まずは自分の適正体重を知ることから始めましょう。ここでは一般的にもよく知られているBMI（Body Mass Index）で計算します。

体重（kg）÷身長（m）÷身長（m）＝あなたのBMI

例／身長160cm、体重50kgの場合のBMI

50÷1・6÷1・6＝19・5

妊娠体質の目安はBMIが20以上、24未満

標準体重の目安は、BMI値が18・5以上25未満。一般的には22・0が理想とされています。しかし当クリニックの患者さんにアンケートをとったところ、半数以上が〝やせすぎ〟、理想的な標準体重に当てはまる人は3割弱という結果でした。やせすぎや太りすぎの人はホルモンが正しく分泌されず、月経や排卵のトラブルが多く、妊娠にはマイナスなのです。

やせすぎは標準体重の4倍妊娠しにくい

やせすぎの人は、標準体重の人の4倍妊娠しにくいともいわれています。

女性たちの目標は健康的な体形よりも、スレンダーな「モデル体形」に向いているようですが、それは実はとても危険なことです。もともと標準体重なのに、外見上の見栄えが良い「美容体重」（やせすぎ）を目指して排卵が起きなくなったり、月経が止まってしまった方をたくさん見てきました。

1カ月で3～4kg以上体重を落とすような、無理なダイエットをおこなったりすると、脳の司令塔が「これは命が危ない！　大変だ！」と生命維持のために働くことを優先し、生殖に関わるホルモンの指令が後回しになってしまいます。それが無排卵や無月経を招くことにつながってしまうのです。これを「体重減少性無月経」といいます。

30代前半のE子さんは、身長163㎝、体重39kg、過去の拒食症の影響でBMIは

14・7という極度のやせで、体重減少性無月経の状態でした。脳からのホルモン分泌はゼロ。無月経で排卵はもちろんなく、自然妊娠は困難でした。幸い卵子の数は保たれていたので排卵誘発剤の注射を打って体外受精で妊娠しました。

また、やせすぎの女性は妊娠したときに胎児に十分な栄養が行き渡らない恐れも。以前は妊娠中に太りすぎないよう指導されていましたが、妊婦が肥満防止のためにカロリー制限をしすぎると、胎児が低栄養となり、出生後に肥満や糖尿病などの生活習慣病になりやすいことがわかってきました。現代においては、〝小さく産んで大きく育てる〟という理論は、子どもにとってむしろマイナスとなるのです。

妊娠しやすい体型は、BMI22前後。少しぽっちゃりくらいがちょうどいいのです。

太りすぎは排卵障害を招く

一方、太りすぎの女性は適正体重へのダイエットが必要です。肥満を解消しただけで、「月経不順だったのが規則的になった」「ガタガタだった基礎体温が低温期と高温期に分かれた二相性になった」「運動して体重を減らしたら自然妊娠した」などということも、よくあるのです。

肥満は排卵機能に悪い影響を与え、無排卵や無月経の原因になります。さらに太りすぎは妊娠から出産において、難産や妊娠性糖尿病や妊娠高血圧症候群などを引き起こす原因になります。

運動を取り入れ、健康的なペース（月に1kgずつがベスト）で体重を落とすようにしましょう。無論、食事の量を極端に減らしたり、1品目を食べ続けるダイエットや、サプリメントやダイエット食品に頼ることは、卵子はもとより体へのダメージも大きく、絶対におすすめできません。

また、女性ホルモンは油に溶けるという性質をもっているため、体脂肪に蓄積されます。したがって、**体脂肪が多すぎる場合は女性ホルモンが過剰になりやすく、体脂肪が少なすぎる場合は、女性ホルモンが不足しがち**になり、どちらもホルモンバランスが崩れてしまいます。

もちろん男性も肥満は要注意。肥満は高血圧や高脂血症、糖尿病などのリスクを高め、それらの病気は男性の生殖機能を弱めます。また、体脂肪には、女性ホルモンや有害物質、環境ホルモンなどが蓄積されます。それらは造精機能を低下させ、精子の状態を悪くしてしまいます。

クリニックで治療をしている患者のC子さん（20代）は身長155㎝、体重88㎏という高度肥満なうえに、タバコを1日20本も吸っていました。BMI値はなんと36.6。BMI値が30以上の超肥満の女性は体外受精の妊娠率が下がり、妊娠しても流産や胎児の先天異常が起こる確率が高まります。また、タバコは子宮外妊娠のリスクを高めます。

C子さんは2回の子宮外妊娠後、体外受精をしましたが、やはり良い受精卵が得られず、妊娠にはいたりませんでした。体外受精をおこなう前から禁煙はしていたのですが、タバコの有害物質は、体脂肪に蓄積してしまうので、そう簡単に体の外には出ていってくれません。肥満の影響で排卵誘発剤に対する反応も良くありません。

そこで、運動と食事によって体重を落とし、体脂肪を減らすようにアドバイスしました。「絶対に赤ちゃんがほしい！」という強い思いで頑張ったC子さんは、最終的に71㎏まで体重を落としました。また、ヘビースモーカーだったご主人も、より良い精子にするために、禁煙に協力してくれました。2人の努力が実って、ついに2回目の体外受精で妊娠、無事に出産しました。

また**卵巣に卵胞がたくさんあるのに排卵が起きにくい「多嚢胞性卵巣症候群」の体質の人は、肥満により排卵障害が悪化します**。運動と食事で体重を落とすだけで排卵が起きるようになり、妊娠する人もいますので、体重管理はみなさんが思っている以上に重要なのです。

主に食べ物から体内に入る有害物質は体脂肪にたまりやすいため、当然太っている人は環境汚染の体内蓄積度が高いということです。

卵子を老化させる因子④　精神的ストレス

ストレスは想像以上に卵子にダメージを与える

現代を生きる女性たちはキャリアを積んで社会で活躍し、その分ハードワークやプレッシャーなどの精神的ストレスに直面している人が多いと思います。

人間関係や仕事、家庭環境や経済的な問題……。原因は人それぞれですが、私たちは少なからず、精神的なストレスを抱えて生きています。また、長い人生の中では肉親や友人との別れ、災害や事故など、突発的に強い精神的ストレスを受けることもあるかもしれません。

毎月1個の卵子を一人前に育てあげ、排卵をさせるという仕事は、脳の視床下部〜脳下垂体〜卵巣という3つの器官の連携プレーによっておこなわれているのですが、これらは精神的な影響をとても受けやすいといわれています。

私たちの脳の視床下部という部位は、生命活動の維持や自律神経系といったヒトが生きるために必要な機能を支配している「生命維持装置」の役割をしています。同時に**排卵や妊娠に関わる「生殖ホルモン」**や**老化予防に重要な「成長ホルモン」**など、さまざまなホルモン分泌の「指令」をおこなっている部位です。

とても強いストレスを感じたときは、まず命を保つために重要な指令を優先的におこない、命に関与しない生殖ホルモンなどの指令は後回しになります。

視床下部がストレス対応に追われていると、ホルモンの仕事まで手が回らなくなり、排卵が起きなくなり、そのために不正出血が起きたり、月経不順や無月経になってしまったり……。いわゆる、「ホルモンバランスが崩れている」状態になってしまうのです。

また、心にストレスが大きくかかることによって、活性酸素が発生し、体が酸化ストレスにさらされ、卵子の老化を早めてしまいます。まじめな人ほど頑張りすぎて、慢性のストレスにさらされ、妊娠力を下げてしまっているのが、とても心配です。

35歳のD子さんも、2年間不妊のために、当クリニックで治療を開始しました。特に異常はないのに、妊娠しない機能性不妊（原因不明の不妊）の状態……。聞けばD子さんは、いろいろと神経を使ったり、何かと不安を感じやすいタイプなのに、表には出さない我慢体質。心にストレスをため込んでしまうタイプなので、妊娠にマイナスにならないか、ちょっと心配でした。

人工授精を5周期おこなっても妊娠せず、とうとう体外受精にステップアップしました。体外受精で採卵した卵子は状態が良く、精子との受精率や、受精卵の細胞分割も良好、最終的に質の良い胚《はい》が複数個得られました。

ところが、とても良質な胚を子宮に移植したにもかかわらず、何回移植しても妊娠にいたりません。胚の子宮内膜への「着床障害」を疑っていろいろ治療を試みましたが、やはり妊娠にはいたらず、D子さんは、治療の途中で、来院されなくなりました。

1年後、凍結胚《とうけつはい》がまだ残っているため連絡したところ、通院をやめ妊娠をあきらめた後すぐに自然妊娠し、すでに出産されたとのことでした。

私自身、医師として「妊娠をあきらめて何も考えずにいたら、自然妊娠した」という方を、たくさん見てきたのも現実。ストレスというのは、これほどまでに妊娠を難しくするのです。

ただしこれは、明らかな異常を認めない「機能性不妊」の方の場合。卵子の老化が進んでいる人、卵管や精子に異常がある人の場合は、治療なしでの妊娠は難しいでしょう、というのが基本的な考え方です。妊娠可能年齢を過ぎてしまい、自然に任せていては手遅れになります。自己判断せず、しっかり治療を受けましょう。

ハッピーメンタルで卵子のアンチエイジングを

「ストレス」というとネガティブで好ましくないものと思いがちですが、人間の体にはストレスをうまく利用して、体をいい状態に保つ機能が備わっています。ストレスによって一度はショックを受け、体の機能が低下しても、その後にかえって機能が増大し、ストレスに強い体になっていくという面もあります。

それは私自身の経験からも実感しています。現在の私は随分ストレスに強くなりましたが、もともとは非常にナイーブな性格でした。

幼稚園の頃から、友達となかなかなじめなかったり、人の評価を気にしてくよくよ悩んだり。運動会の勝ち負け、テストの点数……。今、当時の私に声をかけることができるなら、「そんなに気に病まなくてもいいよ」「なんとかなるわ」と言いたくなるような小さなことでも、納得できない結果に終わるとショックでうなされるタイプ。それがトラウマになったこともありました。

さらに医学部の受験、合格した後も、毎日ひたすら勉強しないと覚えられない大量の医学書、毎年、留年の恐怖を感じる過酷な試験。6年間の最後には医師国家試験と、本当にテストテストのストレスに押しつぶされそうでした。決して裕福とはいえない家庭の事情もあったので、公立大学とはいえ、留年したらまた1年、授業料や生活費がかかるというプレッシャーもありました。

また、33歳で離婚を経験したときには食事ものどを通らず、悲しみや怒りがあふれてきてまったく眠れず、その後鬱状態になりました。2人の子どもを連れてこれから生きていくことを考える余裕もまったくありませんでした。「死ぬくらいなら、どんな辛いことにも向き合える」と思えるまでに、3年の歳月が流れていましたが、今振り返っても、精神的には本当にきつい体験でした。こう書き連ねてみると、なかなかのストレスと向き合ってきたものですね。

でもそのハードなストレスを乗り越えた後には、以前よりずっと強くなっている私がいました。仕事をしながら周囲の力を借りて2人の子どもを育て、クリニックを開業することができたのも、さまざまなストレスを経験してわずかながら人間として成長したからこそ、と今になってやっと思えるようになりました。

ストレスの対処法を工夫すれば、「悪いストレス」も「良いストレス」にきっと変えられるはず。ストレス社会で生き抜く力をつけていくことも、これからの時代には必要かもしれません。

とはいえ、精神的なストレスに強くなるためには時間も必要です。そしてその間ストレスを完全に避けることは、まず無理ですよね。ストレスを受けたときにどうしたらうまく発散できるのか、またストレスを最小限にとどめるには、自分が苦しくならない〝逃げ道〟を知っておくことが大切です。

では、具体的にはストレスとどう向き合えばいいのでしょうか？　ストレスがまったくない、いわゆる〝ストレスフリー〟な生活は非現実的です。それよりも自分のストレスを自覚して上手につきあっていくほうが、ずっと近道。つまり、自分のストレスをマネージメント（コントロール）する、という発想に切り替えるのです。

例えば「多少のストレスには負けない」と考えてみる。受けたストレスを忘れてしまうくらい、自分にとって楽しいことを想像したり、体験したり……。大好きな友達に会いに行ったり、とびっきりおいしいモノを食べに行ったり、たまには贅沢なエステやマッサージで気分転換を図るのもいいでしょう。運動で思いっきり汗を流して、心身ともにデトックスというのもいいかもしれません。

自分が「好き、楽しい」と思える時間を少しずつつくっていくことで、ストレスに強い体質と環境をつくり心の安定が得られれば、ホルモンのバランスも大きく乱れることはありません。

私たちの情緒や気分は、気合いや努力でどうにかなるものではありません。体のバランスを整えることでも、気分が安定するようになり、ストレスに強い体質になるはずです。つまり精神的なストレスを良い方向に作用させたり、転換させるのは、自分次第ということです。

卵子を老化させる因子⑤　睡眠不足・睡眠障害

睡眠は卵子のパワーアップを図るチャンス

卵子の質をできるだけ良い状態にしておくのに欠かせないのが睡眠です。**睡眠不足は、活性酸素を増やす原因にもなる**からです。

仕事や家事に追われ、ベッドに入るのは真夜中という生活が続いたり、勤務体制のシフトなどで昼と夜が逆転していたり、飲み会が続いて夜ふかしのくせがついていたり……。このような生活のリズムは、将来ママになりたいと思っている女性にとって大敵です。規則的な月経や排卵周期を維持するためには、安定した生活リズムを保ち、良い睡眠をとることが重要なのです。

実際に、昼夜交代勤務などにより生活リズムが崩れている女性の場合、月経不順になる確率が高く、妊娠するまでの期間が長引くという研究結果も出ています。

体内時計のカギ、メラトニンが卵子を守る

人間には1日周期でリズムを刻む体内時計が備わっていて、日中は体と心が活動状態に、夜間は休息状態に切り替わります。体内時計は決まったリズムや周期で〝活動〟と〝休息〟を繰り返しおこなうことで、ホルモンの分泌や自律神経の調節など、体のさまざまな生体リズムを調節しています。何かと不規則な生活を強いられることの多い現代人は、人間の体に備わっている「体内時計」の働きを崩しやすい環境にあるといえます。

体内時計の中心は脳にありますが、最近はあらゆる臓器にも「時計遺伝子」と呼ばれる体内時計が存在していることがわかってきました。**子宮や卵巣にも「時計遺伝子」が存在し、規則的な月経や排卵、受精卵の着床などに関わっている**ということです。

この体内時計はさまざまな影響を受けて、ときに狂いが生じます。それが月経サイクルやホルモンの分泌にも影響し、卵子を老化させる大きな原因となってしまうのです。

体内時計のカギを握るのは、脳の松果体《しょうかたい》から分泌されるメラトニンというホルモン。メラトニンには睡眠を促す働きがあり、光によって分泌が抑制されますが、光を浴びてから14〜16時間後に再び分泌されます。したがって、例えば朝7時に朝日を浴びるとメラトニンの分泌が止まり、21時〜23時頃に再び分泌されて睡眠が促されるということになります。

このメラトニンは眠りを誘うほかに、**細胞を酸化ストレスから守る「抗酸化作用」がある大切なホルモン**。卵巣内の卵胞の中にはメラトニンが豊富に含まれていて、卵子を酸化ストレスから守ったり、傷を治したりしてくれますが、加齢とともにメラトニンの分泌はどんどん減少し、卵子を守る力も弱くなってしまうのです。

さらに夜型の生活や睡眠リズムの崩れなど、メラトニンが正常に分泌されない（メラトニンの分泌を減少させる）生活を送ると、発育途上の卵子をさまざまなストレス（酸化ストレス、糖化ストレス、精神ストレスなど）から守ったり、卵子に栄養を与える顆粒《かりゅう》膜《まく》細胞を保護する機能が低下。卵胞液中のメラトニンも正常な値より低くなり、発育する卵胞の数や質が低下するといわれています。酸化ストレスの攻撃にさらされ、たくさんの傷がついてしまうのです。つまり、卵子の老化がどんどん進むわけです。

成長ホルモンがアンチエイジングのかなめ

卵子の発育を促したり、卵子の傷の修復をおこなうのに必要なのが**成長ホルモン**です。この成長ホルモンは睡眠時に脳から分泌されます。睡眠不足が続くと、肌荒れがひどくなりますよね。肌だけでなく、ほかの細胞も同じで、細胞の傷みがひどくなります。もちろん卵子も同じです。20歳以降は成長ホルモンの分泌が低下するので、年齢とともにますます良い睡眠と定期的な運動が若さを保つのに効果的なのです。

質の良い睡眠がとれていると、成長ホルモンの分泌は安定します。反対に不規則で質の悪い睡眠は、成長ホルモンの分泌を不安定に。

では、質の良い睡眠=幸せな睡眠をとるためにはどのようなことを心がけるとよいのでしょうか。まずは早寝早起き、そして規則正しい生活リズムを整えることが大切です。そのために、今日からぜひ実践していただきたいことを5つ提案します。

成長ホルモンを分泌させる質の良い睡眠

1. **食事は就寝 3 時間前までに済ませること**
   食べたものを消化するためには大きなエネルギーと時間が必要なため、安眠を妨害してしまいます。もちろんお酒も同じです。

2. **入浴は就寝 1 時間前までに済ませること**
   ぬるめのお湯（38 ～ 40℃）で 20 ～ 30 分温まると、副交感神経が優位になって心身がリラックスし、入眠体勢に入りやすくなります。

3. **寝る前にカフェインをとらない**
   カフェインは神経の興奮を高め、脳内でアドレナリンを分泌させます。コーヒーや緑茶などの刺激物は避けましょう。

4. **寝るときは真っ暗に。起床時は太陽の光を浴びる**
   メラトニンの分泌は主に光によって調節されています。夜中に強い照明の中にいるとメラトニンの分泌量が減って、体内時計に休息の時刻が伝わらず、睡眠覚醒リズムが乱れる原因になります。

   また、眠る直前に携帯電話やスマートフォン、タブレット、テレビなどの画面を見ることは、強い光（ブルーライト）の刺激を受けて睡眠リズムを崩してしまいますので、極力控えましょう。

5. **遅くとも午前 0 時までには就寝する**
   午後 10 時から午前 2 時は、成長ホルモンが大量に分泌されるゴールデンタイムです。

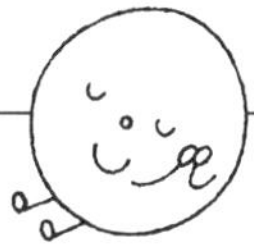

成長ホルモン分泌パターン

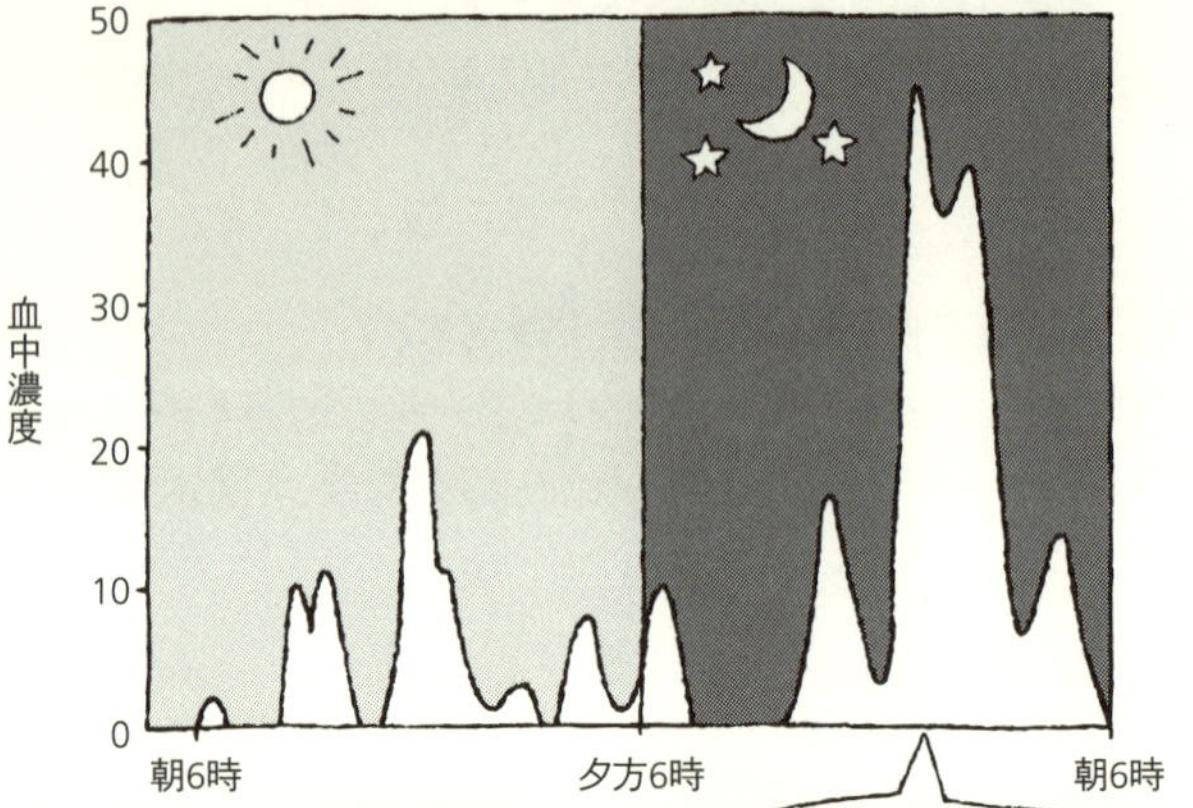

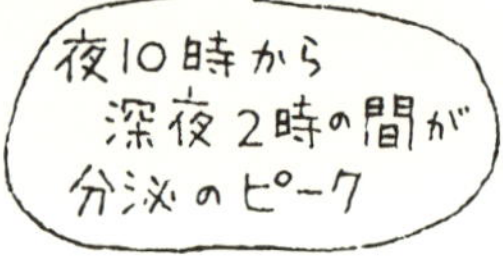

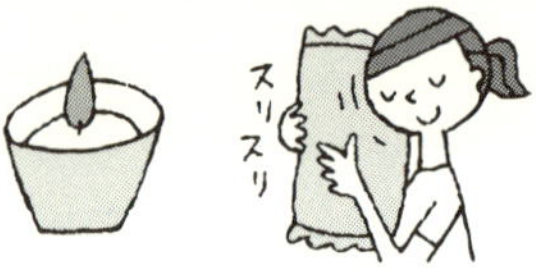

アロマの香りや肌触りのいい寝具
でリラックスして入眠するとgood!

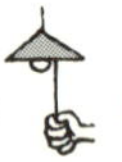

部屋は　暗くして

起きたら　太陽の光を
浴びましょう!

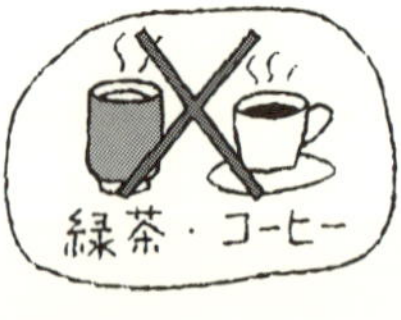

寝る前のカフェインはNG!

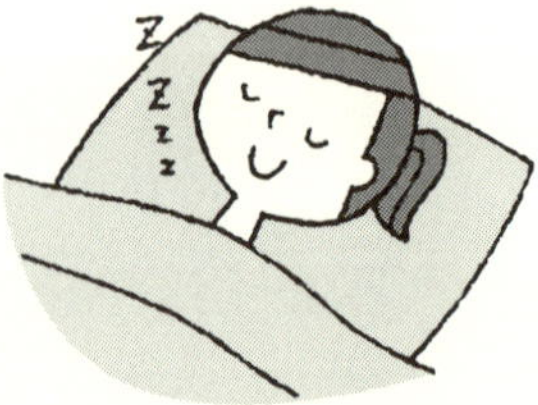

卵子を老化させる因子⑥　運動不足

運動力は妊娠力に直結する

仕事はデスクワーク、普段の通勤や移動には車やエスカレーター、エレベーターなどを利用。日常の生活習慣や利便性の向上に伴って、現代人は体を動かす機会が少なく、多くの人が運動不足の傾向にあるといわれています。

運動によってつくられる筋肉は、「第2の心臓」と呼ばれています。というのも心臓のポンプ運動だけでは、血液が末端の血管まで十分に循環しにくいためです。それを補助するのが、筋肉の収縮運動による血流です。心臓と筋肉が協力し合って、体中に血液を循環させているのです。

そのため運動不足が続くと、体の筋肉量の低下だけでなく血流の流れも悪くなり、血行障害や冷え性などのさまざまな弊害が発生してしまいます。こうした状態が続くと、当然、卵子の質も良い状態を保てなくなってしまいます。

体脂肪が多い人は有害物質が蓄積しやすいということはすでにお伝えしましたが、運動は私たちが体にため込んでしまった有害物質の分解や代謝を高め、体外へ排出する力（新陳代謝）を高める効果もあるのです。有害物質は体液（汗など）に排出されるので、運動してたくさん汗をかくことが、デトックスの基本です。

日常動作に運動を取り入れよう

とはいえ、普段まったく運動をしていなかった人がそれを習慣にするのはなかなか大変なことかもしれません。私は患者さんたちが相談に来られたとき、最初に運動量をチェックしますが、不妊の方には運動不足の方が非常に多いということに気づきました。

運動不足というよりは、昔から運動が嫌いでほとんど運動したことがない……という方がとても多いのです。このような方に出会うと「大丈夫だろうか。もしかしたら、卵子の質が悪いかもしれない……」と心配になります。

すぐに運動の必要性と具体的メニューをお伝えしますが、今まで運動したことがないと、軽い運動でも筋肉痛や腰痛を起こし、結局やめてしまうという人も少なくありません。

いずれ子どもを授かりたいと思う女性はすぐにでも、毎日の生活に運動を取り入れるよう心がけましょう。意識して計画的に取り組むうちに自然と習慣化するはずです。

私の場合、普段ほとんど運動しないという患者さんには、段階的に〝体を動かす〟ことを実践してもらうよう提案しています。

最初はあえて、そのための時間をつくるということをしなくても大丈夫。朝1時間早く起きるとか、夜寝る前にとか、時間を決めておこなう前に、まずは日常生活の中で体を動かすくせをつけるように心がけます。

例えば、通勤のときにいつも使っていたエレベーターやエスカレーターではなく、階段を使う。1駅分を歩いてみる。自転車通勤に変えてみる。動作にさりげなくストレッチを加えてみるといった具合です。普段、「こっちのほうがラクだから」と思って選んでいた便利な手段から、ちょっとだけ億劫《おっくう》に思えるもう一つの選択肢を選ぶだけで、運動量は格段にアップします。

さらに次の段階や、これまで運動の習慣がないけれど、これを機会に定期的な運動を始めてみようという人にはウォーキングをおすすめしています。歩くだけで、特別な道具もいりませんし、いつでも手軽に自分のペースで無理なく始められます。

特に効果的な〝幸せウォーキング〟

実は〝歩く〟ことには、メリットがいっぱい。身体的効果としては血流量アップ、脂肪燃焼ダイエット効果、筋肉量アップ、コレステロール値低下、エストロゲンや黄体ホルモンなどの生殖ホルモンの分泌が増える、むくみや冷えの改善、内臓の働きが活発になるなど、多くの効果があります。

下半身の大きな筋肉を動かすことで、筋肉内に乳酸がたまり、「成長ホルモン」分泌のスイッチが押され、脳からの成長ホルモンの分泌を促します。

また、一定のリズムで体を動かすことにより、脳から精神機能に重要なホルモンが分泌されます。歩き始めると最初に、〝多幸ホルモン〟ともいわれる快感物質**エンド**

ルフィンの分泌が促され、気分を爽快にしてくれます。いわゆるランナーズハイの状態です。次に現れるのが〝ときめきホルモン〟と呼ばれる**ドーパミン**。いろいろなことに興味がわいて、ワクワクしたり、やる気を高めてくれるホルモンです。

さらに歩き続けると、ストレスに対する抵抗力を高め、情緒を安定させる**セロトニン**が分泌。満足感や安らかで安定した気分、優しい気持ちをもたらします。ハッピーで前向きな精神状態でいることは、卵子の質を良い状態に保つためには、重要なことですから、本当にいいことづくしです。

歩く時間帯はいつでもかまいませんが、できれば1回あたり少なくとも40分。週に3回以上は続けていただきたいものです。ポイントは大きくゆっくりとした呼吸に合わせて、少し早歩きをすること。まとまった時間がなかなか取れない、という人は20分間のウォーキングを2回に分けてもかまいません。

慣れてきたらウォーキングとあわせて、筋力をつけるためのエクササイズを取り入れましょう。腹筋や背筋は子宮を支えるための大切な筋肉ですし、ふくらはぎの筋肉は血流やリンパの流れを良くするために必要です。こうしたエクササイズは筋力をつけるだけではなく、代謝アップ、ストレスの解消にもつながります。

中でも下半身の筋力強化は必須。足の運動量が増えるほど血流は改善され、酸素や栄養分が全身に素早く行き渡ります。新陳代謝も活発になり、老廃物がスピーディに排出されるため、毒素がたまりにくい体質になります。リラックス効果のあるヨガやピラティスなどでクールダウンをおこなうのもいいでしょう。

効率よく成果を出すには、意欲が続かない自己流はやめて、スポーツジムのトレーナーに自分に合った運動メニューをつくってもらい、指導を受けながら、少しずつ運動強度を上げていくのもいいと思います（↓運動メニューは第5章の3カ月プログラムをチェック！）。

このように、運動すると血流が改善されたり、免疫細胞の働きがアップして風邪をひきにくい丈夫な体になったり、代謝が良くなったり、デトックス効果が期待できたり、と良いことがいっぱい。

ただし、マラソンやトライアスロンなどの激しすぎる運動は酸素の消費量を増やし、多くの活性酸素を生み出します。活性酸素による細胞の損傷は、卵子の老化を加速させてしまう可能性があるので、ほどほどに。また、「○分以上、やらなくちゃ」とか「○歩以上は歩かないと」と義務的になったり、苦行としての運動は続きません。大事なのは、長続きさせること。そのためにはまず自分自身が楽しんでくださいね。

夫婦で一緒に取り組むのもおすすめです。2人一緒の時間を共有でき、団結力が高まることも。けれども慣れないうちは、あくまでも無理をせずに楽しさや気持ちよさを体感することを優先しましょう。なお運動時は水分補給を忘れずに。汗をかいて血液中の水分が減ると、いわゆる〝ドロドロ〟の状態になり、循環が悪くなってしまいます。のどが渇いたと感じる前に、こまめに水分補給をしてください。

年齢とともに、卵子の老化が加速することは否定できませんが、まずは、体質や生活習慣を見直して妊娠できる〝体づくり〟を目指しましょう。

column

有害物質によるダメージから卵子を守る

人間は生きているだけで、さまざまな排出物や廃棄物を生み出しています。本来は自然の浄化作用によって十分に処理されるものでしたが、排出物などが多量になって自然の処理能力を超えたり、自然の浄化能力では処理できない特殊な化学物質が生まれてきました。

ゴミの焼却によって生じるダイオキシンのほか、日用品をつくるうえで欠かせない化学物質ビスフェノールＡ（カップラーメンや缶コーヒーの容器、哺乳瓶などから溶け出す）、ラップやプラスチック容器に入ったものを電子レンジで温めたときに溶け出すといわれる化学物質フタル酸エステル、合成洗剤に含まれるノリフェノールなど、多岐にわたります。これらの多くは「内分泌かく乱物質」（いわゆる「環境ホルモン」）といわれています。

環境ホルモンはごく微量でも体に取り込まれると、体内でつくられるホルモンの働きをかき乱してしまう恐ろしいものです。まるで女性ホルモンのように作用したり、逆に女性ホルモンを働かなくしたり……。最近増加している不妊症や子宮内膜症の発生とも関係しているのではないかと考えられています。

また、妊娠中のマウスにダイオキシンを投与すると、胎児の卵子が減少してしまうことが報告されており、次世代への影響も心配されています。

環境ホルモンは体内で濃縮されて、体液に分泌されるという特徴があります。したがって、卵子を育む卵胞液の中にも高濃度に分泌されてしまい、卵子の質を低下させる原因になるのです。

環境汚染や有害物質から卵子や赤ちゃんを守るために今、何ができるのか。そのことについて少しお話ししたいと思います。

有害物質の中でも特に怖いのは、一度体内に入ると分解しにくく、蓄積性があるといわれているダイオキシンなどの化学物質です。日本人の体に取り入れられるダイオキシンのうち約98％は食べ物からといわれています。そこで、現状ではまず食べ物に気をつけることが、最も効果的な対策になりそうです。

ダイオキシンは水に溶けにくく、油にはよく溶ける性質をもっています。したがって、我々がよく口にする食品の中でダイオキシン濃度が高いものは、脂肪分の多い魚介類や肉、乳製品となります。日本人の場合、日常の食事でダイオキシンの60％が魚介類から、約20％が肉類と乳製品から、体に取り入れられています。

ダイオキシンなどの有害物質は、一度体内に入ると脂肪に蓄積され、長期間留まります。分解や排出が非常に遅いため、完全に体外に排出されるのに約15年、半分の量になる（半減期）のに、約7年かかるとされています。そのため、妊娠するずっと前から、なるべく体内に取り込まないように気をつけることが大切です。

◎体内に入れないためには

①商品は、産地を選んで買うこと。

②魚を食べる場合は、

・蓄積量の多い内臓を取り、身の部分だけを食べる。

・沿海魚より遠洋魚、養殖魚より天然魚を食べる（深海魚もよい）。

原因物質・環境	害を及ぼす成分	卵子、精子に与えるダメージ
農薬、ヒジキ、水	ヒ素	子宮がん、卵巣がん
大気汚染、塗料、白髪染め	鉛	月経異常、卵巣が委縮する、FSH やプロゲステロンが減少
魚（マグロ）、歯の詰め物（アマルガム）	水銀	月経異常、卵胞に毒素がたまりやすい、卵子の膜を傷める
プラスチック容器、ラップ	スチレン、塩化ビニル	精子核の DNA に損傷を与える
魚	PCB	染色体異常の増加
合成樹脂、染料	フタル酸エステル	妊娠中の母親の体内に入ると、男児の性器異常、停留睾丸、精子をつくる機能障害
有機リン酸系農薬、殺虫剤	メタミドフォス	染色体異常率の増加（ターナー症候群のリスク）
地下水汚染、土壌汚染	ベンゼン有機溶剤	染色体異常の増加
カップラーメン・缶コーヒーの容器、哺乳瓶	ビスフェノール、フタル酸エステル類	子宮内膜症、女性ホルモンのエストロゲンと同じ構造をしているので男性の女性化、妊娠率の低下
タバコ、金属加工品、メッキ、染料	カドミウム	卵胞が減る、性欲がなくなる、子宮内膜症
車の排気ガス	トリハロメタン	染色体異常率の増加
牛肉	性ステロイド（家畜には6種類の性ステロイドが使われている）	牛肉をよく食べる母親から生まれた男性に精子濃度の低下が認められた

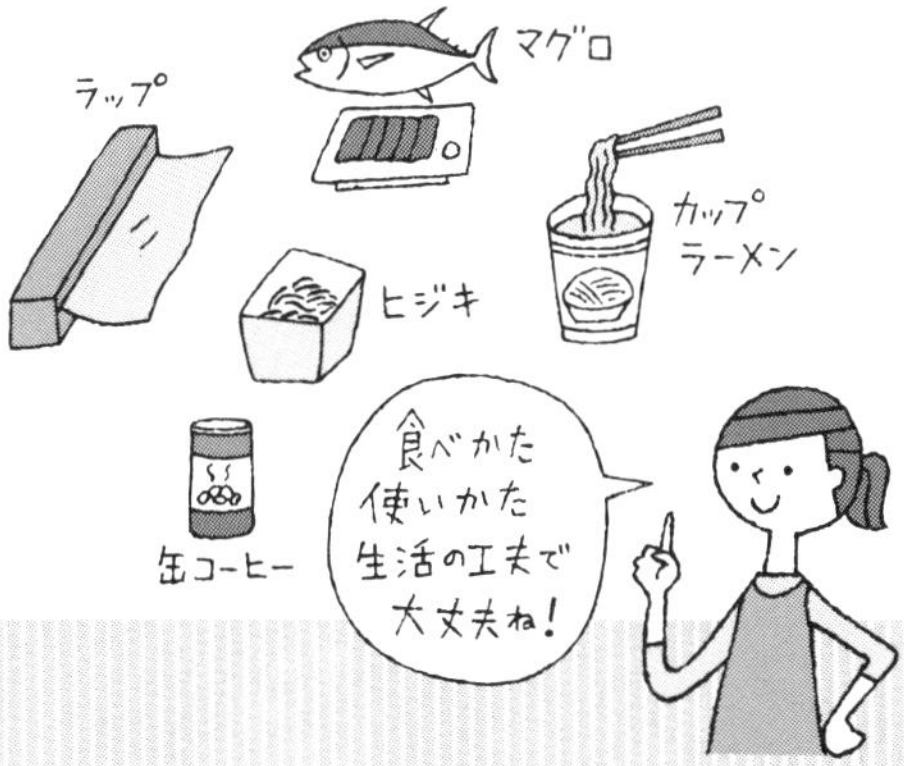

・大型魚より小型の魚を選ぶ（マグロは少なめに。特に油の多いトロをさけること）。
③肉類は、脂身を避け、赤身の肉を選ぶこと。
④乳製品は、低脂肪やノンファットを選ぶこと。
⑤余計な添加物、保存料、農薬を取り込まないように、カップラーメンやレトルト食品は避けて、自ら材料を選び、手作りの食事をすること。
⑥タバコを吸わない。

◎体内での吸収を抑えるには——腸からの吸収を抑える
①食物繊維と葉緑素をとること。
生野菜中心のサラダではなく、日本の伝統食である根菜類の煮物やお浸しなどの食事が、ダイオキシン汚染から体を守ってくれる。
②乳酸菌をとること。
腸からの有害物質の吸収を抑制する。

◎体外に排出させるためには

①運動して発汗し、デトックスする。

有害物質は汗などの体液に出やすいので全身から汗をたっぷり出すようにすればデトックスになる。また体脂肪にも溶け込んでいるため、余計な体脂肪をへらすことも大切。ただ汗をかくだけではなく、運動や入浴、サウナなどで代謝を高めると毒素の分解が進み、体外に出やすくなる。

②体内解毒促進を図る。

ビタミンCやビタミンE、亜鉛やマグネシウム、セレニウムなどの微量栄養素、ミネラルを補助的にサプリメントで取り入れると、体内の解毒が進み、毒素を追い出す体質に変わっていく。例えば、ビタミンCやビタミンEは毒素を分解してくれ、システインはヒ素、水銀などの有害ミネラルを排出する効果があるといわれている。

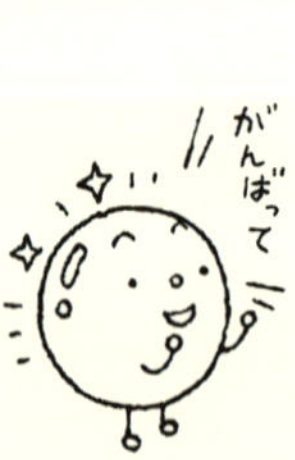
がんばって

第4章

血流アップで卵子を守る

骨盤内の血の巡りを良くすれば質の良い卵子が育つ

私は患者さんに「骨盤内の血の巡りを良くしましょう」とよく話していますが、それは**おなかから腰回り（骨盤内）の血流を良くすることは良い卵子を育み、妊娠しやすい体を作る基本**だからです。

骨盤内には、子宮、卵巣、卵管、そして多数の血管やリンパ管、神経など、妊娠に重要な役割を果たす器官が存在していて、お互いに連絡を取り合いながら、卵子の発育を助けています。

卵子の元となる細胞は、生殖ホルモンとの交信によって発育・成熟していきますが、生殖ホルモンを生殖細胞に供給するのは主に血流です。また、発育や成熟に必要な栄養素を供給し、代謝によって生じた老廃物を排泄するのも血流なのです。言葉を変え

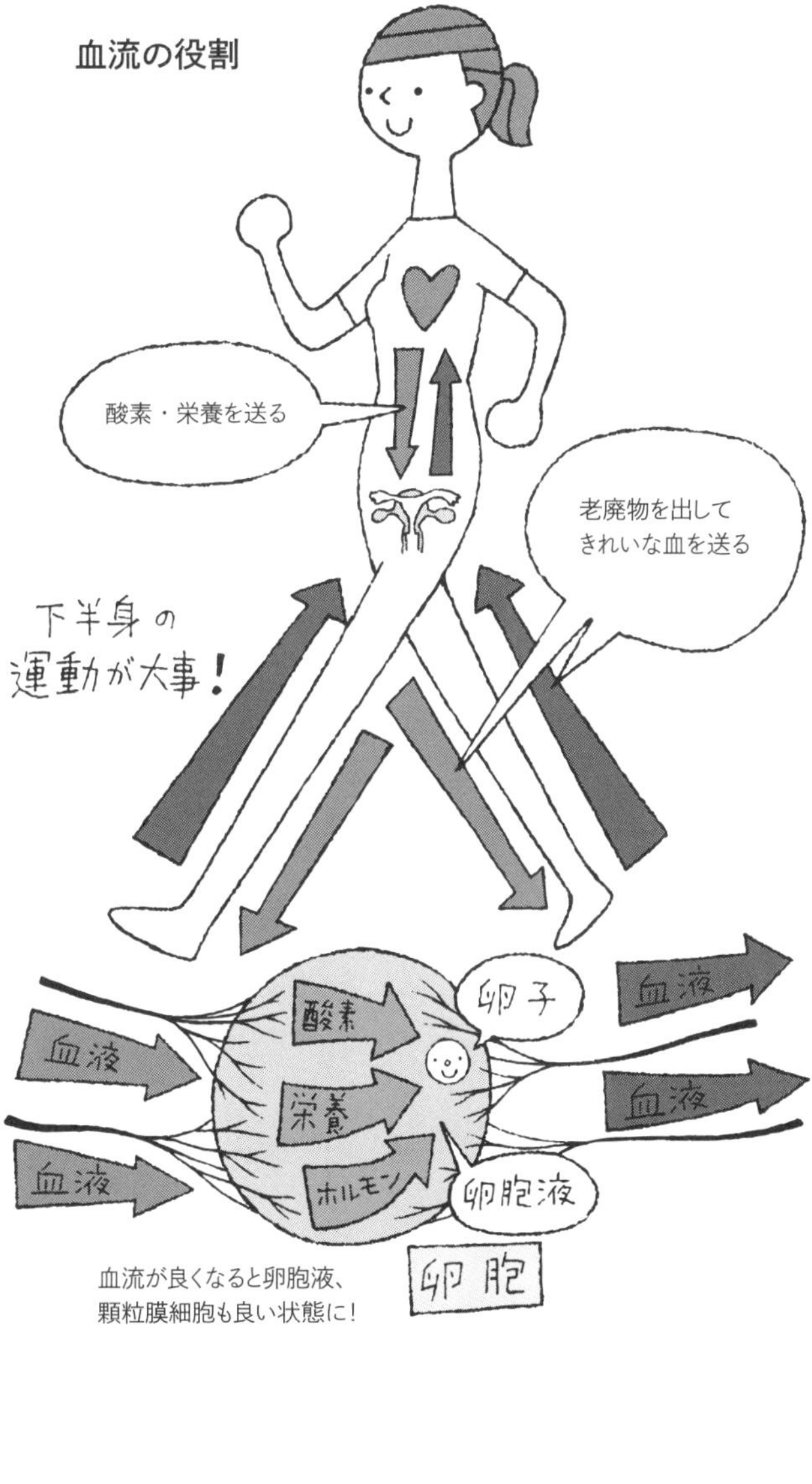
血流の役割
酸素・栄養を送る
老廃物を出して
きれいな血を送る
下半身の
運動が大事!
血液
酸素
卵子
血液
栄養
血液
ホルモン
卵胞液
血液
卵胞
血流が良くなると卵胞液、
顆粒膜細胞も良い状態に!

れば**骨盤内の血流が滞ると、卵子の正常な発育や成熟が阻害される**のです。実際、さまざまな研究の結果、**卵巣周囲の血流量が多いほど発育する卵胞の数が多く、血流が悪いと発育卵胞数が少ない**ことがわかっています。

ここでは、卵子のパワーを高める環境づくりの第一歩、つまり血流アップのための具体的な方法を提案したいと思います。

35歳から卵巣・子宮への血流は悪くなる

「血流が良い」状態とは、全身を巡る血液がスムーズに循環されているということ。血流を良くすることが卵子の質を改善することにつながる――なんとなくわかってはいても、「そもそも血液はどんな役割をしているの?」「血流が良くなると何が変わるの?」と改めて問われると、考えてしまう人も多いのではないでしょうか。

私たちの血管の長さは、動脈や静脈のほか、毛細血管などをすべて1本につなぐと、なんと約10万㎞もあります。これは地球を約2周半するほどの長さです。それらの血管が体のすみずみに行き渡り、人間をつくる約60兆個もの細胞に酸素や栄養などを送り込んでいます。

血液と血管の役割はたくさんありますが、最も重要なのは次の2つです。

一つは心臓から送り出された酸素や栄養をさまざまな臓器や組織、細胞に届けること。もう一つは、細胞や組織から出た二酸化炭素や老廃物を血液が受け取り、腎臓や肝臓などで濾過《ろか》した後のきれいな血液を心臓に送り込むことです。つまりは生きるためのエネルギー源を全身に送り、一方で体内にたまった老廃物を外に出す、いわば運び屋の仕事をしているのです。

心臓は1回の拍動で全身に血液を送りますが、足先などの遠いところから血液を心臓に戻すのは大変です。だから周囲の筋肉の助けを借りたり、呼吸によって起こる圧力や心臓の拍動によって生まれる吸引力など、巧みなリレーで血液を巡らせるのです。

卵子の発育と成熟にも、さまざまなホルモンや伝達物質がスムーズな血流で卵巣内の卵胞に十分供給されることが必要です。

では**血流が悪くなる原因**には、ほかにどのようなことが考えられるのでしょうか？

動脈硬化のような血管の老化は血管の伸縮性をなくし、内腔を狭くしてしまうことにより血流障害を起こします。「動脈硬化なんて、中高年の病気じゃないの？」と思っている人も多いと思いますが、実は20歳代から始まっています。悪い生活習慣やストレスのため、実年齢は20歳代なのに血管年齢は50歳代という人もいるのです。

特に、喫煙歴が5年以上の方は要注意。タバコに含まれているニコチンほか、多数の化学成分が血管を傷つけて老化・収縮させ、血流を低下させることはいうまでもありません。

卵巣や子宮などへの血流は特に35歳前後から、顕著に悪くなり、卵子の質の悪化、ホルモンの分泌量の低下、子宮内膜が薄くなってしまうことが明らかになってしまいます。 質の良い卵子を育てるためには、卵巣の血流が豊富であることが大切なのです。

次に挙げられるのが、**運動不足ややせすぎによる筋肉量の低下。** 普通の生活をしているだけでは毎年1％ずつ筋肉が衰えますが、特に女性は男性に比べて元々の筋肉量が少ないため、そのスピードは速いといわれています。筋肉は心臓から送られてきた血液を送り出す〝ポンプ〟の役割を担っていますので、筋肉が衰えることによって、どうしても血行が悪くなってしまいます。

対策として有効なのは、やはり運動です。運動をして筋肉量が増えれば増えるほど、きれいな血液が心臓に戻るスピードは速まります。そして酸素や栄養分も全身に素早く行き渡ることで、新陳代謝も活発になり、老廃物などがスピーディに体外に出ていくため、毒素がたまりにくい体質になるのです。

太い動脈や静脈は増えませんが、血管の99%を占める毛細血管は有酸素運動を続けることによって、増えるといわれています。毛細血管が豊富になればなるほど、血液を通じてたくさんの酸素や栄養素が、内臓に、ひいては卵巣に送られることになります。さらに運動は成長ホルモンやデヒドロエピアンドロステロンサルフェート（DHEA）およびその硫酸塩（DHEA‐S）といった、いわゆる〝若返り〟のホルモンの分泌を促進する作用もあります。だから、運動をしている人はお肌などの見た目が若々しいだけでなく、卵巣や卵子の若さがある程度保たれていることが期待できるのです。

「冷え」を撃退して血流をアップ！

血流の低下は、即「冷え」につながります。体の熱は主として筋肉からつくられるので、筋肉量が少ない女性は男性よりも筋肉からの熱（エネルギー）産生が少なく、冷え性になりやすいのです。

加えて、女性は自律神経の乱れにより、血管の運動障害を起こしやすい傾向があります。特定の部位の毛細血管が収縮し、その部位の血行を悪くしてしまうのです。そのため冷えやめまい、頭痛、肩こりなどが生じたり、逆にほてりを感じることも。

そして**精神的ストレスも冷えの原因**になります。ストレスは前述したとおり、自律神経のバランスをくずし、血管の運動障害を引き起こします。

手足を触ってみると温かいにもかかわらず、本人は非常に冷えているように感じる温度感覚の異常も、慢性のストレスによって起こる場合があります。

女性には**月経周期に伴う体温の変化**があります。基礎体温をつけてみるとよくわかるのですが、月経から排卵までの低温期には冷えを感じ、排卵後の高温期には低温期より0・5度前後体温が高くなるため、微熱でだるいとかのぼせて体調が悪いと感じる人もいます。これは排卵後に卵巣から分泌される黄体ホルモンに体温を上昇させる作用があるからです。

月経前は、卵巣からの黄体ホルモン分泌が急激に減少。体温が急激に低下し、月経が来ます。この時期に、冷えや体調不良を感じる方も多いはず。このように月経周期のリズムによっても体温は大きく変化しています。

そして第3章でもお伝えしているように、**体重と食事も重要な因子**です。

クリニックには「月経が来なくなった」といって受診される若い女性も少なくありませんが、その原因で多いのが急激な体重の減少です。もともとやせている女性の場合は、1kg減っただけでも卵巣機能に影響を与えてしまう場合があります。無理なダイエットや偏った食事、太りたくないという理由から肉類や脂肪を抜いた食生活は絶対にダメ。野菜と魚だけでは、体の冷えを解消することはできませんし、筋肉もつくられません。

熱（エネルギー）がつくられるためには、ある程度、肉類と脂肪分を摂取する必要が

あります。女性ホルモンをつくるためにも、大切です。

また、油脂はオリーブオイルやごま油など、液状の上質なものを選ぶことが大切。適量であれば、油脂は体にいいものです。

「なぜ液体がいいの？　固形はダメ？」と思われるかもしれませんが、それには理由があります。血管の中の脂成分は、冷えると固形化しやすく、バターやラードのように固まった脂のものほど、低温の環境では固まり、血液の粘り気と濃度を増してしまうのです。これがいわゆる血液〝ドロドロ〟の状態。固形化した脂は血管の壁に貼りついて血管を狭くし、さらに血の巡りを悪くしてしまうのです。ですから、油脂は「液体」「上質」にこだわった、適量の摂取が大切、というわけです。

女性には非常に多い「冷え」ですが、西洋医学では病気ととらえていないため、積極的な治療はおこなわれていません。しかし実際には、冷えは女性ホルモンの分泌を低下させ、女性の月経痛や月経の不順、排卵障害などの異常を引き起こします。これは妊娠しにくい体になる原因の一つ。そのため漢方医学では、冷えは月経不順や月経困難症、不妊を引き起こす、重要な因子として昔から治療がおこなわれてきたのです。

血流を悪くする原因

1. 年齢（による血管の老化、動脈硬化）
2. 筋肉量の低下（運動不足、加齢、やせ、肥満）
3. バランスの悪い食生活
4. 冷え
5. 慢性的な精神ストレス、自律神経の乱れ
6. 喫煙
7. 貧血
8. 肥満

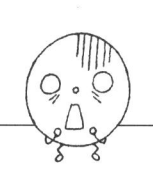

最後に忘れてはいけないのが、**子宮内膜症やその他の病気による骨盤内の血流低下**です。

第2章でも少し触れましたが、子宮や卵巣の病気は卵巣や卵管、子宮、腸管、腹膜などの癒着を起こし、血流を妨げてしまいます。癒着以外にも卵管が詰まる、卵管が水膨れになるなど、不妊症の大きな原因となります。

また何らかの手術をおこなった際も癒着が生じる場合があります。子宮筋腫や卵巣嚢腫、子宮外妊娠、虫垂炎など、骨盤内の手術をおこなった後や、骨盤内に感染を起こして発熱した場合など、その

場所に強い炎症反応が起きたときは、その後の傷が治っていく過程で癒着が起こりやすくなっています。

まずは生活習慣を見直し、良い血液（いわゆる〝サラサラ〟の血液）を体全体にしっかり巡らせるための体づくりをしましょう。ここで、あなたが血の巡りのいい状態であるかどうかを確認してみましょう。左記のリストで自分に思い当たるものに、チェックをしてください。

【あなたの血流は大丈夫？　チェックリスト】

□喫煙習慣がある
□平熱が36度に満たない
□手足は冷たいのに上半身はいつもほてっている
□低血圧である、めまい、たちくらみをよく起こす
□むくみが気になる
□チョコレート、ケーキ、アイスクリームなどが大好きでよく食べる

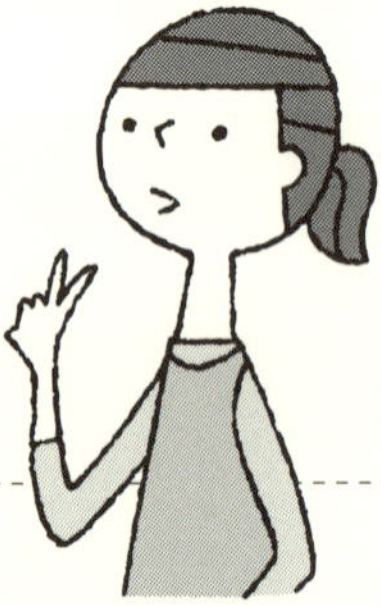

□肩こり、腰痛、頭痛、月経痛がある
□お風呂はシャワーで済ませることが多い
□運動はほとんどしない
□野菜はあまり好きではない

＊3つ以上当てはまる人は要注意！　体質改善を心がけましょう。

血液はホルモンの伝達役！

実際に血流量を超音波機器（超音波ドップラー法）で計測した研究によると、**卵胞周囲の血流が悪いと卵子の質も良くない**という報告がされています。

体外受精をおこなったときに、卵胞液へのホルモンの移行度を見る「HCG拡散テスト」という方法がありますが、このテストでも、卵胞への血流が悪いと卵子の質が悪かったり、精子との受精率が低いということが報告されています。つまり**血流は、質の良い卵子を育てるためのライフライン**といっても過言ではありません。

「卵子がしっかり成熟するかどうか」「きちんと排卵するかどうか」など、妊娠にまつわることには必ずホルモンが絡んでいますが、規則的な生活を送ることを心がけ、安定したホルモンの分泌を維持すること。そして分泌されたホルモンを目的とする場所に十分届けるためには、血流を良くすることがとても重要です。それが質の良い卵子を育て、子宮内環境も良くすることにつながるのです。

今すぐできる〝温活〟と〝ゆる活〟
冷えた子宮には受精卵が着床しにくい

血流改善のために、みなさんに今日からぜひ始めていただきたいのが、〝温活〟と〝ゆる活〟です。

まずは〝温活〟。温活とは、文字どおり、体を温める活動です。特に冷えの自覚のある人は、要注意。もちろん、自覚がないのに冷えている女性も少なくないので、自分にとって簡単で気持ちいい方法で、体を温める方法を選びましょう。

ちなみに約50年前の日本人の平均体温は36・89度だったそうです。移動は徒歩や自転車、家事労働が今ほど簡単ではなく、エアコンも普及していなかった時代。この頃の体温こそ、スムーズな血流や代謝の維持に適しています。

【今すぐできる、温活の提案】

1．運動……ウォーキングのような有酸素運動や、筋トレ（無酸素運動）は脂肪を燃焼し、血行を促進します。両者を組み合わせておこなうことで代謝を高めると体温が高くなります。

2．朝一番の白湯……水分補給には沸騰したお湯を50～60度程度に冷ました白湯がベスト。朝一番の水分補給は血流を良くしてくれますが、それを白湯にすることで、睡眠中に体温の下がった体を温めてくれる効果も得られます。

3．半身浴……38～40度くらいのぬるめのお湯に、みぞおちから下の部分だけを浸け、30～40分くらいを目安に入浴しましょう。湯船にお湯を張るのが手間、という人には足だけ浸かる足浴もおすすめです。

4．ミカBICS……朝と夜の習慣に、ストレッチ効果のある当クリニックのオリジナル体操・ミカBICSを取り入れましょう（詳しくは第5章を参考に）。

5．骨盤を温める……下腹部と腰～臀部に各2枚ずつ、洋服の上からカイロを貼って骨盤を温めます。じわぁ～っと足先から温まってくるのを実感できます。

6. ショウガ汁……ショウガをすりおろし、繊維を取り除いて大さじ1～2杯のショウガ汁を作り、熱湯を注ぎます。黒砂糖（なければハチミツでもOK）を入れ、よくかき混ぜて飲みます。

続いては〝ゆる活〟。ゆる活とは心をほぐし、ゆるめること。つまりリラックスできる時間をつくることです。心身のストレスと血流は密接に関連しています。私たちは過度のストレスがかかると、副腎が刺激され、アドレナリン、ノルアドレナリンというホルモンが分泌されます。急性ストレスによって血管が収縮し、一気に血液が重要な臓器に送り込まれると、生命に関与しない臓器への血流は低下してしまいます。

仕事や人間関係で緊張状態にある心をゆるめる時間をもつことは、血流改善の第一歩。好きなものに囲まれた心地いい場所でリラックスできる時間をつくることは心と血管をゆるめ、ひいては卵子の質を守ることにもつながります。

【今すぐできる、ゆる活の提案】

1．アロマなど好きな香りに包まれる……イギリスではストレス解消の手段として、多くの臨床試験もおこなわれているアロマテラピー。アロマオイルは皮膚や血液、鼻の粘膜を介して直接脳の中枢神経を刺激します。特に鼻からの吸入は手軽なうえ、脳を直接刺激し、即効性があるのでおすすめです。１００％のエッセンシャルオイルを使った芳香浴でリラックスしましょう。

2．ボディケアやトリートメントをする……プロの手で血液やリンパの流れを促してもらったり、セルフマッサージをするのもおすすめです。夫婦でオイルマッサージやツボ押しをし合うのもいいでしょう。

3．好きな音楽を聴きながらお茶を楽しむ……音楽は心身の緊張を和らげるだけでなく、心を活性化したり、感情を豊かにしてくれます。ヒーリング関連のCDもたくさんありますし、何より自分の好きな音楽を聴けば、それだけで十分リラックス効果は得られます。好きな音楽をBGMにして、ヨガやストレッチをするのも◎。また、ティータイムにはハーブティーを。ハーブに含まれる薬草の効果で心身を直接リラックスさせてくれます。

4．温泉に行く……温泉に含まれる成分によって、体の内側から温まり、血流を促進する効果はもちろん、リラックス効果も絶大です。さらに温泉地ならではの雰囲気や景色などを楽しむことで、心身を解放することができます。

5．瞑想《めいそう》する……瞑想といっても、何も考えない時間をつくるというくらいの気軽なもので大丈夫です。背筋を伸ばし、あごを引いて、目を閉じる。その状態のまま、頭の中を空っぽにして深呼吸を繰り返しましょう。

6．生活に笑いを……不妊治療において「笑い」が妊娠率を上げる、という研究結果があります。冗談を言ったり、落語、お笑い、コメディのＤＶＤを観たりして、とにかくおなかの底から大笑いをする。そんなひと時をつくりましょう。

7．小さなご褒美……高級チョコやお気に入りの入浴剤など、ちょっと幸せな気分になれるご褒美を用意して、頑張った自分を褒める習慣をつけましょう。

骨盤回りを温める遠赤外線療法・レーザー治療法

卵巣の血流を上げるには、特に骨盤回りをしっかり温めることが大切です。けれども通常の方法では、骨盤の深部体温が上昇せず、骨盤内の血流を改善できない人もいます。そのような場合は、お腹に巻いて保温する遠赤外線ベルトやベッドなどに敷いて使う電気マットを用いた遠赤外線療法が有効です。

遠赤外線は、電磁波という一種の電波ですが、熱とは違い、体に吸収されやすく、吸収されると熱に変わります。熱は物質の表面を温め、遠赤外線は物質の内部を温めるという違いがあります。

強い熱で魚を焼くと皮は焦げたのに中身は生焼けということがよくあります。ところが遠赤外線で魚を焼くと表面と中身がほとんど同時に焼けます。このように、遠赤外線は物体を内部から温める性質があるのです。また温めた箇所で発熱作用が続くので、すぐには冷えません。

さらに良いことは、遠赤外線を体に当てると身体を構成する分子の運動が活発化することによって、細胞の活動量がアップし、血行が良くなります。もちろん新陳代謝も活発になります。身体の水分子が動きだし、分子結合がゆるやかになると、体内にたまっている脂肪や有害物質が体外に排出されやすくなるので、遠赤外線には体内の不要物を排除するクリーンアップ作用もあるのです。

岩盤浴も深部の血流を上げる一つの方法ですが、毎日おこなうことはなかなか難しいので、気軽にできるベルトはおすすめです。

私のクリニックに通院していた29歳のある患者さんは、多嚢胞性卵巣症候群の体質で自然には排卵が起きないため、排卵誘発剤を使って治療しましたが妊娠せず、人工授精、体外受精へとステップアップしていきました。

若い女性（通常は、卵子の質が良いはず）であるにもかかわらず、体外受精で採卵した卵子は、すべて変性卵でした。卵巣の血流量を測定してみたところ、通常だと45～50％以上ある卵巣血流量が、20％しかありませんでした。彼女の場合は通常の半分しか血液が（おそらく、ホルモン、栄養素、酸素なども）卵巣に届いていなかったことになります。

聞けば、昔から運動の習慣がまったくないうえに重症の冷え性であるとのこと。運動指導はしていましたが、習慣のない方に十分な運動をしてもらうことは容易ではありません。無理をせず、徐々に運動量を上げてもらうことにして、血流改善と代謝アップの補助療法として、遠赤外線ベルトを使用してもらいました。

家にいるときは常に腰回りにつけてもらい、そのほかに毎日のストレッチとウォーキングの運動療法、彼女が自分で買ってきたよもぎ蒸しパッドも取り入れてもらいました。すると以前よりしっかり運動を始めた効果もあり、骨盤の冷えが改善され、2カ月後には人工授精で妊娠にいたったのです。

また、頸部にある星状《せいじょう》神経節という交感神経が集まっている部分にレーザー光を照射して、交感神経を一時的にブロックすることで自律神経系の緊張がほぐれ、自然と血管が広がり、血流が増加するという方法があります。これを繰り返しおこなうことにより、卵巣や子宮を含めた骨盤血流が増加し、卵子の質が改善し妊娠に成功したという報告もあります。

第5章
卵子力をアップさせる！
90日間プログラム

卵子がぐんぐん育つ排卵前90日で集中的に卵子力を上げよう!

さて、この章では少しでも質の良い卵子をキープするために、〝いまできること〟を紹介していきます。具体的なポイントや内容は第3、4章でも紹介していますが、毎日の生活に取り入れられるようモデルスケジュールなどを作りましたので、これを機に頑張っていきましょう。

生活の見直しは一過性のものではなく、日々続けていくことが大切です。そこで皆さんが取り入れやすいよう、「90日間」を一つの区切りとして提案します。ただし、この90日というのは、単に取り組みやすい日数というだけではなく、卵子を育てるうえで、とても大きな意味をもっています。

第1章でもお話ししているように、卵子が成熟して排卵するまでには1年くらいか

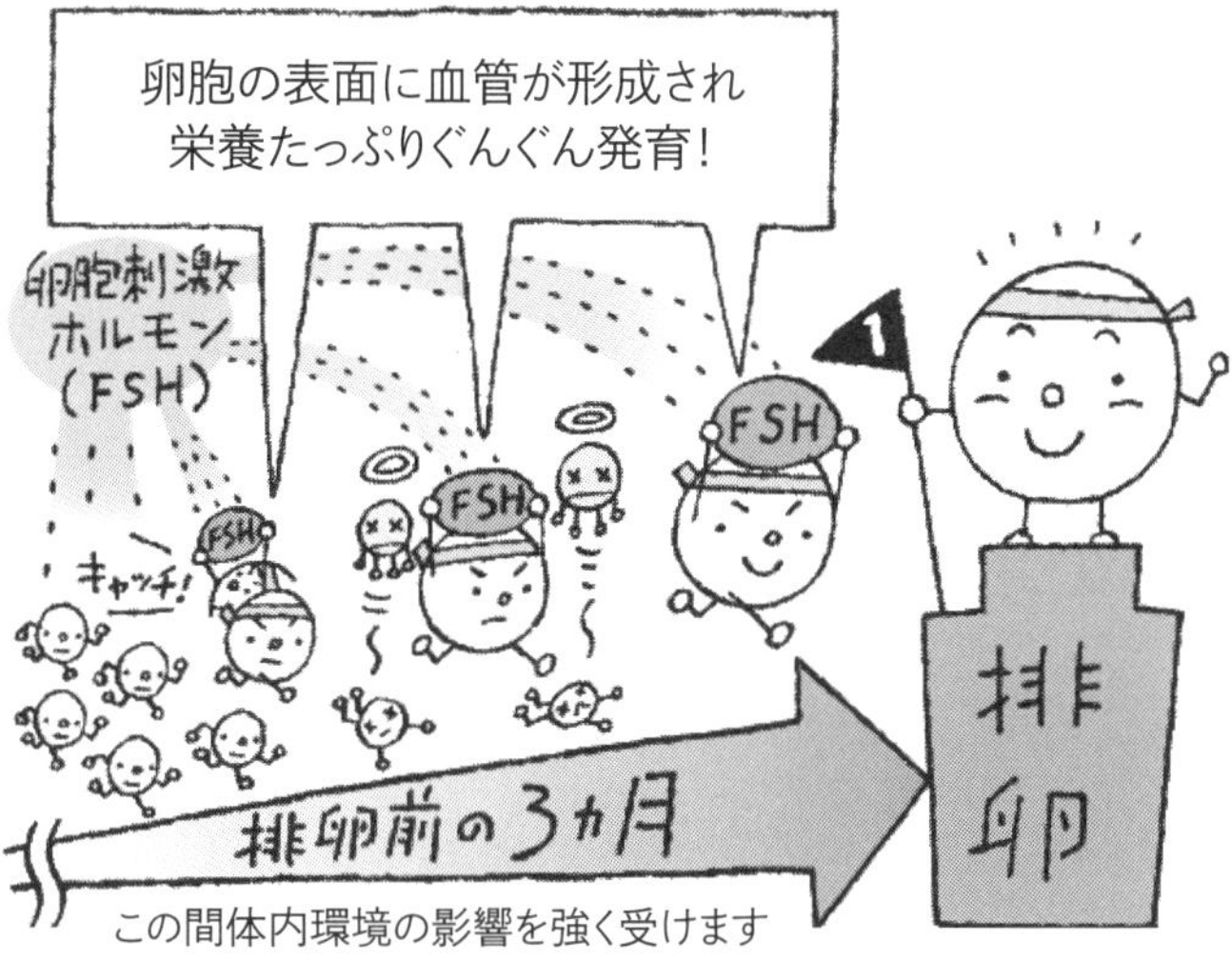
卵胞の表面に血管が形成され
栄養たっぷりぐんぐん発育！
卵胞刺激
ホルモン
（FSH）
FSH
キャッチ！
FSH
FSH
1
排卵
排卵前の3ヵ月
この間体内環境の影響を強く受けます

かると考えられていますが、**体内環境の影響を最も受けやすくなるのが、排卵の90日前**。卵子を入れた袋である卵胞の中には、卵子のほかに、顆粒膜《かりゅうまく》細胞（卵子を囲んで栄養を与えている細胞）と卵胞液（栄養素を含む液体）があります。卵胞が二次卵胞という段階に成長する際、表面に血管が作られ、血流が豊富になり、体の中にある、良い成分も有害物質も全部、卵胞に運ばれるようになります。血流が良ければ、卵子の発育に必要な良い成分、例えばミネラル、ビタミン、アミノ酸、酸素が十分に取り込まれていきます。逆に老廃

物、有害物質など卵子に悪い影響を及ぼす物質が体にたまっていると、それらも血液によって卵胞に運ばれてしまいます。だからこそ、体内からデトックスすることが重要になるのです。

また、排卵の90日前からは、卵胞刺激ホルモン（FSH）を、卵胞（卵子）が受け取れるようになります。このFSHがとても大切で、卵胞（卵子）の発育を促進する作用があります。

ストレスや睡眠不足、急激な体重減少など、脳からのホルモン分泌が悪くなるような生活は、FSHだけでなく、成長ホルモンやメラトニンなど卵子に大切なホルモンの分泌を抑制してしまうので、ストレス発散と良質な睡眠が必要です。

卵子は、他の細胞と違って生まれ変わることはありません。でも、**卵子に栄養を与える顆粒膜細胞は新たに増殖する細胞です**。血液を介して、栄養素やホルモン、伝達物質などを取り込んで、卵子に供給しています。

この細胞が元気だと良い卵子が育てられ、栄養不良だと、生命力のない卵子や、異常な卵子となります。**90日前からの体内環境改善は、特にこの顆粒膜細胞のコンディ**

ション作りが目的といってもいいでしょう。

最近注目されている、卵子の質を改善するといわれるサプリメント（メラトニン、DHEA）なども、卵子に直接作用するわけではなく、卵子を取り囲む顆粒膜細胞や、卵巣内の環境を良くすることにより、その中で育まれる卵子の状態を良くすると考えられています。

90日間の体質改善で妊娠

私のクリニックでは、妊娠希望の女性たちに妊娠しやすい体作りを指導していますが、体外受精をおこなう場合には、90日前から、これまで以上に夫婦ともに健康的に生活して、コンディションを整えるようにしてもらいます。卵子と精子が良い状態にないと、成功しないからです。

事務の仕事で忙しく毎晩9時過ぎまで帰れないF子さん（30代半ば）は、ストレスのため不安が強く、夜も眠れないため、安定剤と睡眠薬を常用していました。卵子の質が悪くなることが心配だったので、なるべく飲まないようにすすめましたが、薬なしでは眠れずやめることは無理でした。一般的な不妊治療を1年おこなうも妊娠しなかったため、体外受精に移行しました。しかし何回採卵しても、採れた卵子の質が悪くて妊娠にいたりませんでした。

この方も、運動習慣がまったくなく、自分で運動を始められずにいたので、スポーツジムに通うことをすすめましたが、仕事が忙しく時間がとれないとのこと。しかしそんなことを言っていては、大切な卵子がなくなってしまうので、思いきって職場に不妊治療を受けていることをカミングアウトしてもらい、運動する時間をつくってもらいました。

毎日ジムで2時間ほど運動し汗をかくようになると、心身ともに健康になり、睡眠薬も安定剤もすっかり不要になりました。そうやって体質改善して90日後、体外受精をおこなったところ、良い卵子が得られ、妊娠。無事出産することができました。

卵子のために90日前から心がけたいこと

人間の体の細胞は新陳代謝により、新しい細胞に入れ替わっていくことで、生命を維持しています。肝臓、腎臓、血液、骨、脳なども、だいたい3カ月で新しい細胞に生まれ変わるといわれています。古い細胞がたまってくると、新陳代謝が低下し、十分働けません。

・食事で良質な栄養素を十分取り入れること。
・運動して酸素を取り込み、新陳代謝を上げる（新しい細胞への入れ替わりを促進すること）。
・血液や脂肪に蓄積している老廃物や有害物質、重金属を体外に排出する（卵胞へ運ばれる量を減らすこと）。
・ストレスを発散し、良い睡眠をとること。

90日前からこれらを意識することが良い卵子を育むことにつながります。

「90日で卵子の質を変えられるか？」というと、残念ながら、場合によっては難しいこともあります。それは卵子の人生は長く、その間にたくさんのストレスを受け続けているからです。これまでに受けたダメージが重いほど、回復には時間がかかります。

お肌にたとえるとわかりやすいと思いますが、日頃から強い紫外線を浴び続けてきたり、タバコやお酒、偏った食事など不摂生な生活をしていると、お肌はしわしわでシミだらけになってしまいます。一方、紫外線や乾燥を避け、良い睡眠をとって定期的に運動をしている人は、お肌がピチピチしていますよね。

20代なら肌のダメージもすぐに回復しますが、30代になるとそうはいきません。卵子も同じで、ダメージが重症であればあるほど、高齢になるほど、傷の回復は遅くなります。

それにお母さんのおなかの中で、妊娠が成立した直後から卵子は生き続けているので、卵子の年齢は、あなたより1歳年上です。これまでの長い人生の間に、どれだけのダメージを受けてきたか……胎児の時は、母親の胎内環境が影響しますし、子どもの時は、食生活、住居環境、家族の喫煙の有無などが影響し、成人してからは、自分自身のライフスタイルが影響します。

とはいえ、過去を振り返っても、どうにもなりません。さあ、すぐに、改善プログラムを始めてみませんか。

元気な卵子をつくる運動と食事6つのメソッド

卵子を老化させる因子とその対策については第3章でも述べましたが、「一体、何からはじめたらいいの？」「期間を区切って、目標設定をしたい！」という女性たちに、まずは日々の暮らしの中で取り入れやすい具体的な運動法や食事の提案をしたいと思います。　仕事や家事に追われ、忙しい毎日を過ごしている女性たちでも、90日間で体質改善するためのポイントは何か？　それは次の3点にしぼられます。

1. 骨盤内の血流を良くすること（筋力アップし、冷えを解消）。
2. 抗酸化力を高めること。
3. ストレスを軽減すること。

もちろん、妊娠・出産にあたっては、卵巣と子宮だけが働いているわけではありません。妊娠から出産にいたる一連の生殖活動のすべてのプロセスでは、ホルモン系、神経系、免疫系のネットワークが互いに複雑に影響し合い、それぞれの役割を果たしています。体の機能の正常な働きは、自然なリズムでそのバランスが保たれてこそ活発になるというもの。

ほかにもさまざまな要素があると思いますが、まずはこの3つをかなえることで「卵子のパワーを高めるベースとなる体が整う！」と考えています。運動や食事については専門家の方々にもアドバイスをいただきながらメソッドを構築しました。この章の最後には、90日間の時系列に沿った具体的なライフスタイル例も作成しましたので、ぜひ参考にしてくださいね。

まずは「カラダ年齢」判定テストをしてみよう！

日頃から体を動かし、適度に筋肉を刺激する習慣がないと、体は加齢とともに確実に〝劣化〟してしまいます。もちろん卵子も体と同じように老化してしまうのは、すでにご存じのとおり。だからこそ若々しく健康な体をキープすることが大切です。そのためにも、まずは自分でチェックできる「カラダ年齢」判定テスト（10項目）をおこない、自分のカラダ年齢を知ることです。

若々しい結果が出た人はその状態を長くキープするために、思いがけず実年齢以上の結果になってしまった人は少しでも若々しい体に改善できるように、90日間で少しずつ運動習慣を身につけていきましょう。

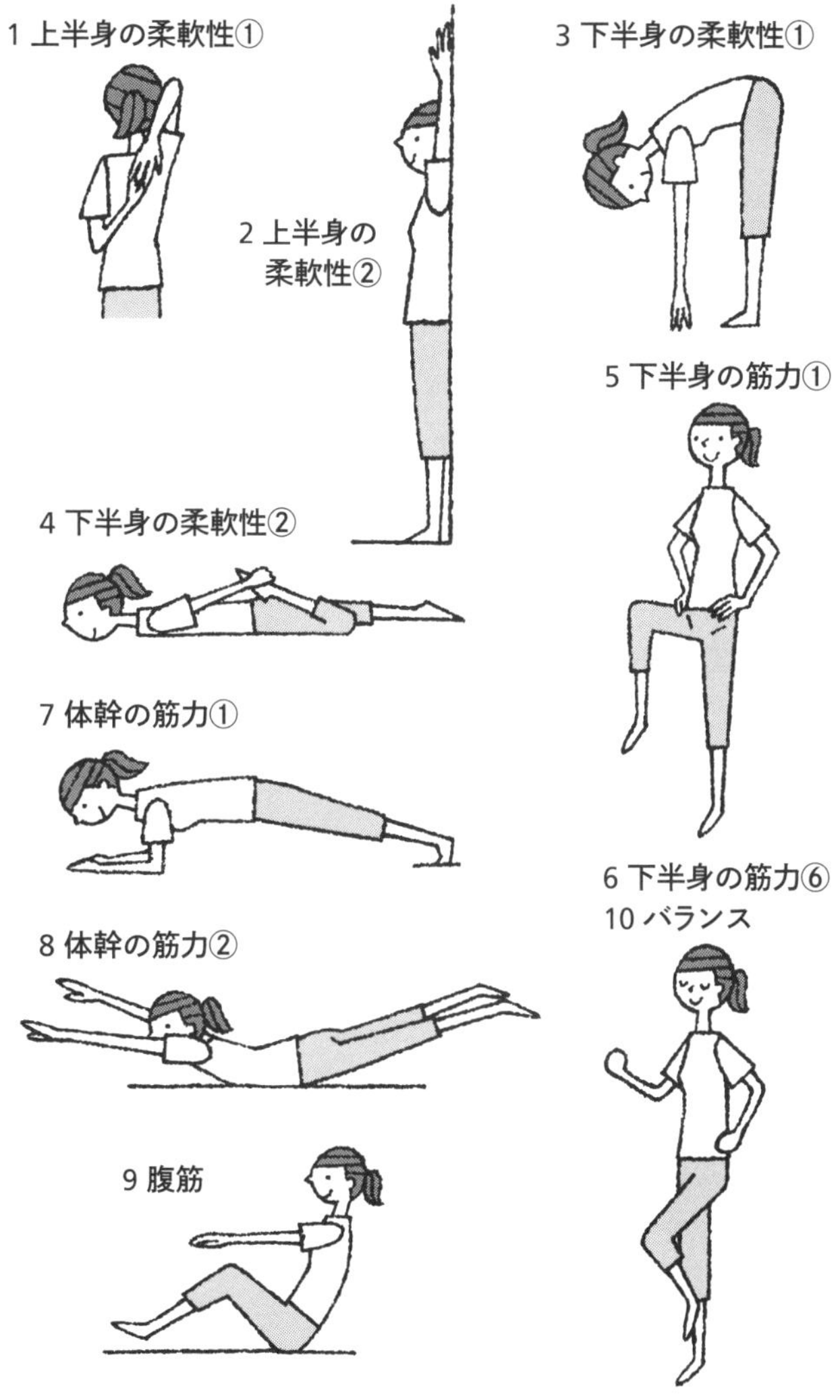
1 上半身の柔軟性①
2 上半身の柔軟性②
3 下半身の柔軟性①
4 下半身の柔軟性②
5 下半身の筋力①
6 下半身の筋力⑥
10 バランス
7 体幹の筋力①
8 体幹の筋力②
9 腹筋

カラダ年齢、判定テスト

1. 上半身の柔軟性① →両手を背中で合わせられる（指先でもOK）。
2. 上半身の柔軟性② →壁に背中をつけて立ち、両手をバンザイしたときに背中が壁から離れることなく手の甲が壁につく。
3. 下半身の柔軟性① →立位体前屈で手が床につく（指先でもOK）。
4. 下半身の柔軟性② →うつ伏せで片ひざを曲げ、同じ側の手でつま先をつかみお尻に引き寄せることができる（腰が浮かないように注意）。
5. 下半身の筋力① →片足でバランスをとって立ち、各足それぞれ30秒間このままの体勢をキープできる。
6. 下半身の筋力② →階段（1～3階／50段前後）を利用したときに、ひざや腰に辛さはない。
7. 体幹の筋力① →両肩の真下にひじをつき、おなかを持ち上げた状態で20秒間キープできる。
8. 体幹の筋力② →うつ伏せで足を肩幅に開き、両腕は肩幅でバンザイの体勢に。そこから両腕、両足を同時に上げ、5秒間キープできる。
9. 腹筋 →床に座り、ひざを曲げて両足を床から持ち上げた状態で、10秒間バランスをキープできる。
10. バランス →目をつぶった状態で「その場足踏み30歩」をした後、移動したり、体の向きが変わっていない。

■上記のテストをおこなった結果をチェックしてみましょう。
完璧にできた○／かなり辛いが一応できた△／できなかった×

○　　個×2点
△　　個×1点
×　　個×0点
合計　　点

1	2	3	4	5	6	7	8	9	10

■「カラダ年齢」診断表

20点満点	あなたの体は永遠の10代！　しなやかな柔軟性と筋力が備わったバランスのいい体をキープしています
19～17点	あなたの体は20代
16～15点	あなたの体は30代
14～12点	あなたの体は40代
11～ 9点	あなたの体は50代
8～ 6点	あなたの体は60代
5点以下	あなたの体は70代以上

上記は柔軟性、筋力の強さを踏まえた各年代の平均的な目安です。

メソッド1
美しい姿勢をキープしよう

エクササイズやヨガの教本などでも、「はじめに」の部分で必ずといってもいいくらい触れられているのが、正しい姿勢について。つまり、普段から正しい姿勢、美しい姿勢を保つことは意識と努力なしには大変なことなのです。

それに、正しい基本姿勢をマスターしないまま「猫背」や「反り腰」の状態で動作や運動をおこなうことは、その効果を減少させるだけでなくケガの原因になることも。正しい姿勢を身につけることによって首や肩、腰への負担が減り、肩こり、腰痛を防ぐことができます。

また血液循環が良くなり、基礎代謝もアップ。運動効率を上げ、妊娠しやすい体質に改善する第一歩は美しい姿勢を体に覚えさせることから始めましょう。

体の歪み度チェック

□ いつも背もたれにもたれて座る
□ 座るときに脚が開いている
□ いつもバッグを持つ手が決まっている
□ 脚を組むとき、いつも同じほうの脚を上にかける
□ 靴の裏の外側ばかりが減っている
□ ひじをついて（ほおづえをついて）テレビを見る
□ 気づいたら腕を組んでいることがある
□ 家にいると、すぐに横になりたくなる
□ いつもエレベーターやエスカレーターを使ってしまう
□ 下を向いて携帯をいじる時間が長い
□ 肩が上げづらい（肩こりがある）
□ 不意にくしゃみをした際に、尿漏れがある
□ 毎月、月経痛がひどい
□ いつも、頭が重い（頭痛がある）
□ 首がこっている
□ 目が疲れやすい
□ 脚がむくみやすい
□ 手足の先が冷えやすい
□ たびたび便秘になる

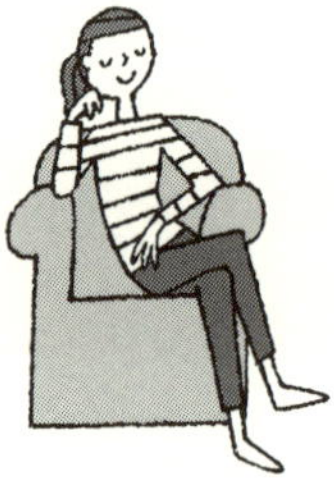

■当てはまる数が

4個以下	→	歪み度30%	体のバランスがとれています
5〜9個	→	歪み度50%	少し注意が必要です
10〜15個	→	歪み度70%	かなり注意が必要です
16個以上	→	歪み度100%	徹底的に改善しましょう

以上のような症状が出ている方は、体の歪みが原因になっている可能性が大。専門家の指示のもと、正しい運動で体の歪みをリセットしましょう!

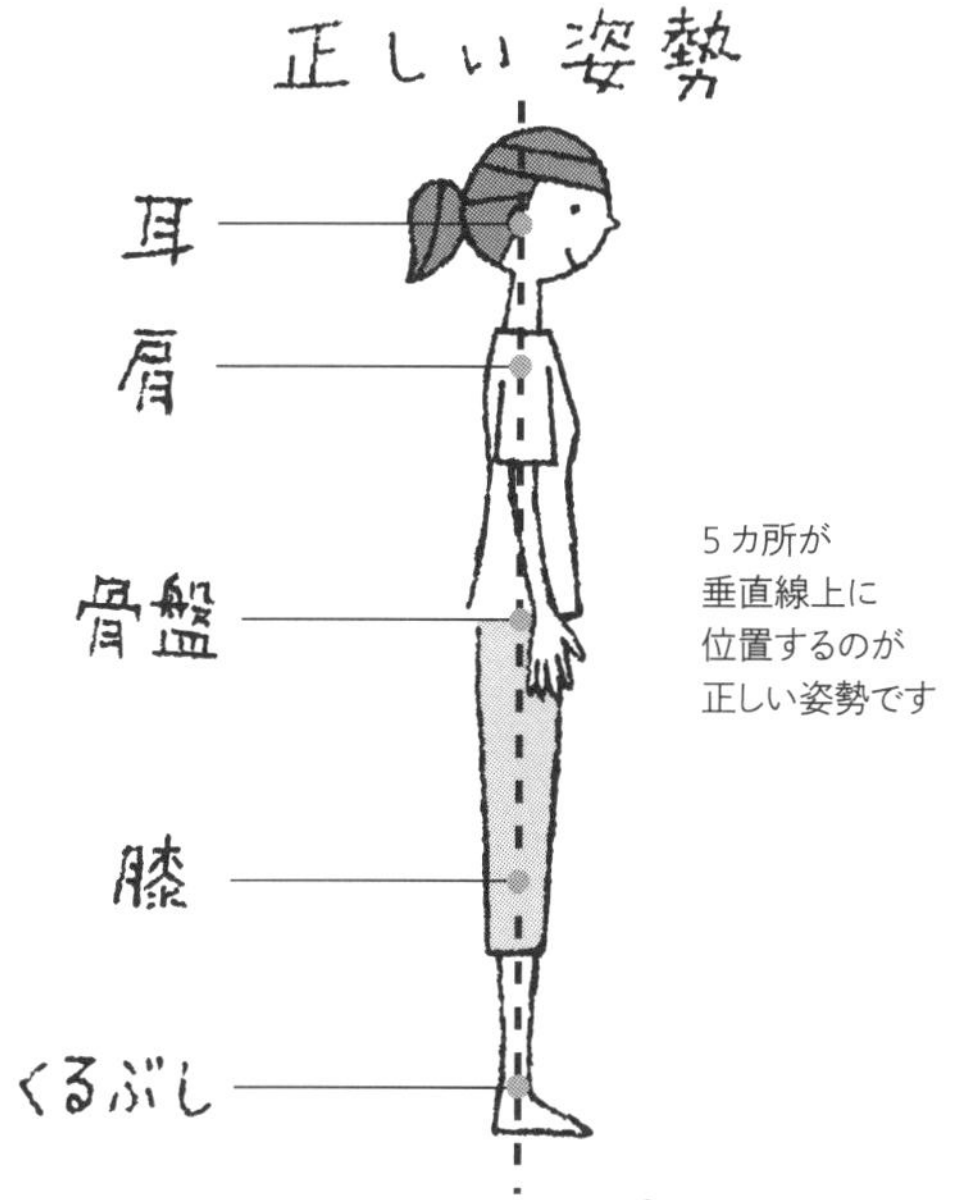
正しい姿勢
耳
肩
骨盤
膝
くるぶし
5カ所が
垂直線上に
位置するのが
正しい姿勢です

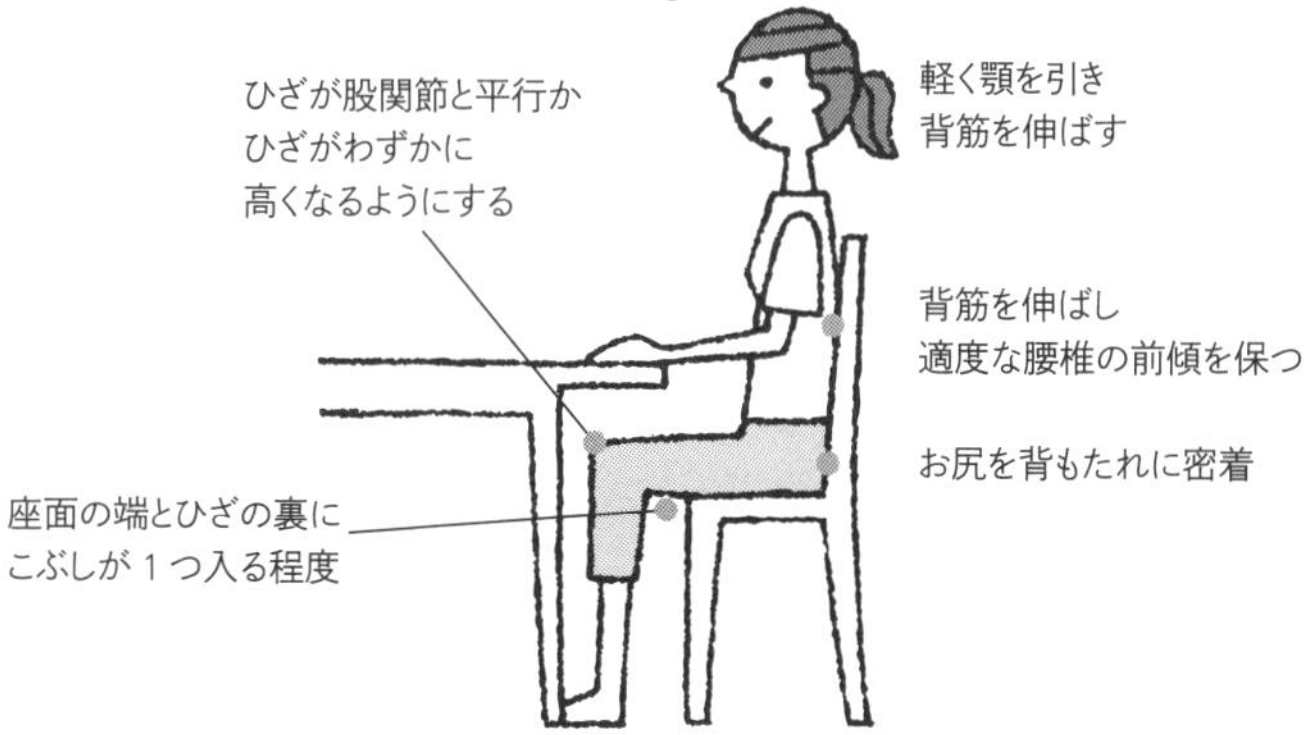
ひざが股関節と平行か
ひざがわずかに
高くなるようにする
軽く顎を引き
背筋を伸ばす
背筋を伸ばし
適度な腰椎の前傾を保つ
お尻を背もたれに密着
座面の端とひざの裏に
こぶしが1つ入る程度

メソッド2
骨盤の位置を意識した呼吸法を

普段何気なくおこなっている呼吸。意識を向けておこなうことによって、全身の調和がとれ、より健全に体の機能を活性化することができるのです。

オフィスや電車の中でも手軽にできるので、まずは1日5～10分、意識的な呼吸を取り入れましょう。そうすることで自律神経を整え、体を支えるインナーマッスルが刺激されます。血流が良くなり、体温の保持にも効果的。ストレスの軽減や、ホルモンバランスを整える効果も期待できます。

ここでは腹式呼吸と胸式呼吸を紹介しますが、腹式呼吸は副交感神経がスムーズに働くので、リラックス効果があります。ホルモンの分泌や免疫の働きも正常にしてくれます。胸式呼吸法は、吸う息にも重点を置きます。息を吸う際には交感神経が刺激され、エネルギッシュになり、体や頭がスッキリします。またインナーマッスルがしっかりと働き、基礎代謝がアップ。シェイプアップ効果も期待できます。

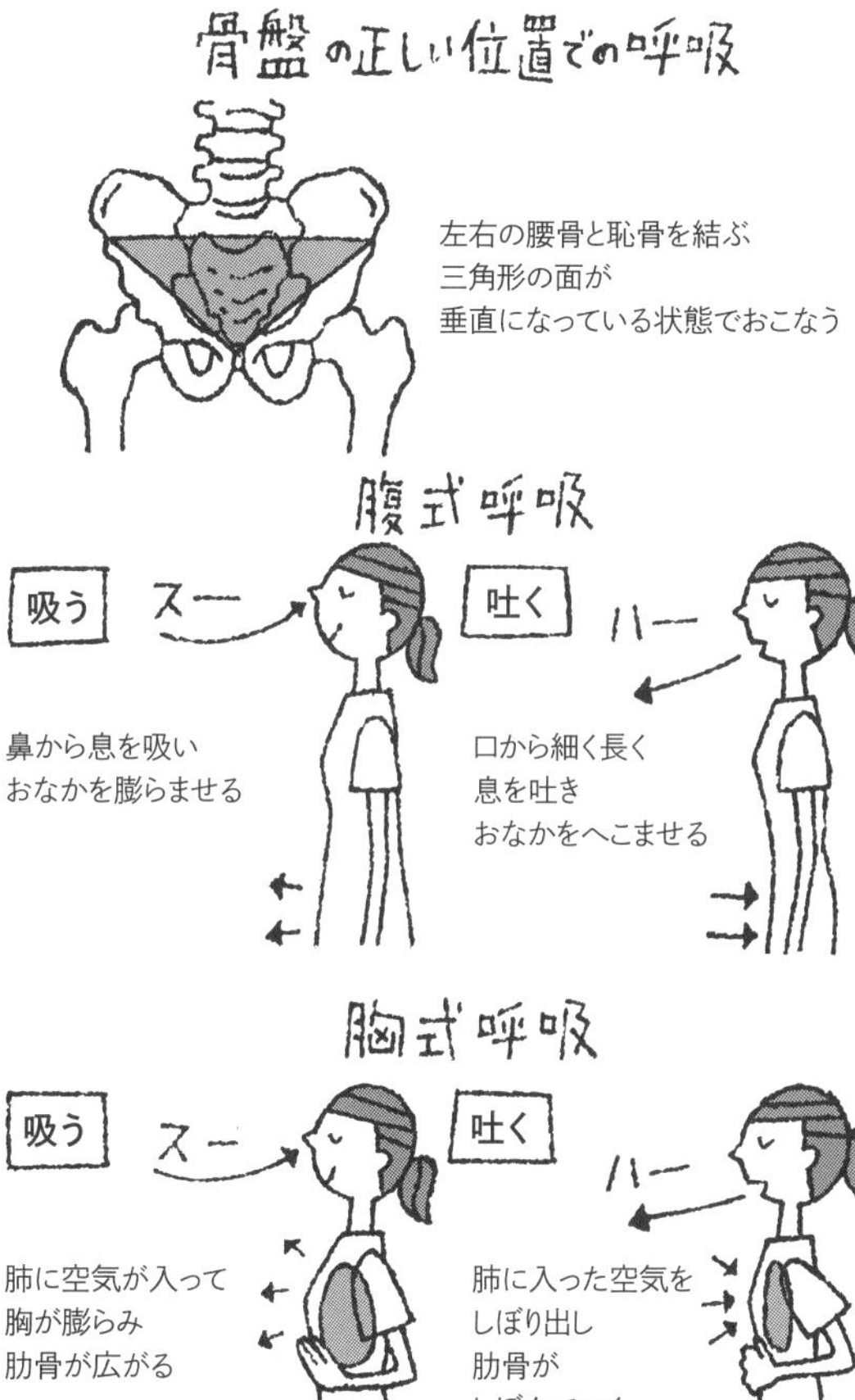
骨盤の正しい位置での呼吸
左右の腰骨と恥骨を結ぶ
三角形の面が
垂直になっている状態でおこなう
腹式呼吸
吸う
スー
吐く
ハー
鼻から息を吸い
おなかを膨らませる
口から細く長く
息を吐き
おなかをへこませる
胸式呼吸
吸う
スー
吐く
ハー
肺に空気が入って
胸が膨らみ
肋骨が広がる
肺に入った空気を
しぼり出し
肋骨が
しぼんでいく
両手で肋骨を触り、動きを確認しながらおこなう

メソッド3

カラダ年齢に合わせた簡単エクササイズ＝ミカＢＩＣＳ

良い卵子をつくるために、運動をして骨盤の血流を上げることをすすめています。しかし、今まで運動する習慣がなかった場合、急に始めると筋肉痛になったり、腰を痛めたりしてしまい、継続できないことが多いのです。

できれば、ジムなどでその人に合った適切な運動を指導してもらうのがベストですが、仕事が忙しくて、ジムに通う時間がない……そんな女性たちのために、何か良い方法がないかと考えたのが「ミカＢＩＣＳ」です。このエクササイズは

1. 骨盤血流を上げる
2. 運動習慣のない女性でも、ケガをせずに無理なく始められる
3. 時間がない忙しい人でも家でできる

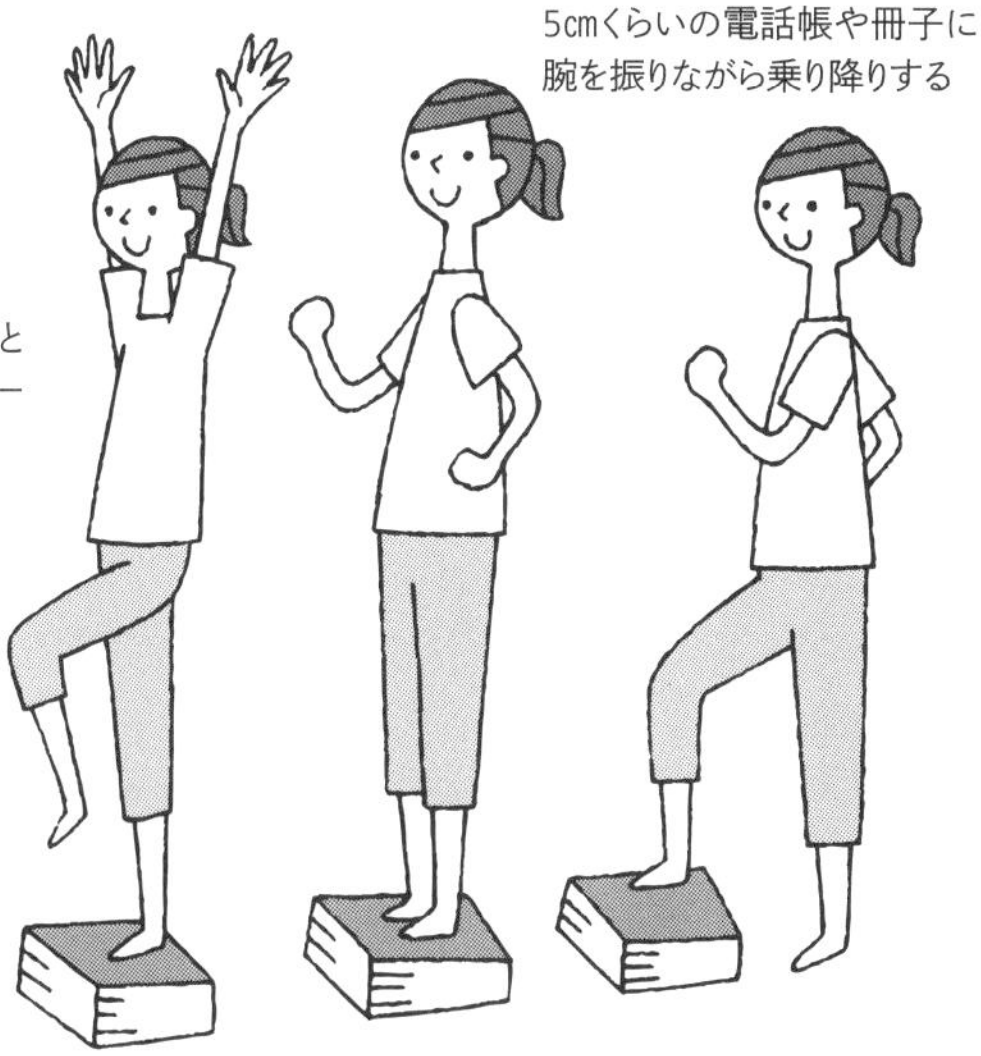
5cmくらいの電話帳や冊子に
腕を振りながら乗り降りする
慣れてきたら片足と
両手を上げるポーズを入れる

◎踏み台昇降

この3点をクリアするものとして考えました。

「ミカBICS」は、テレビを観ながらでも、仕事の休憩時間でも場所を選ばず、5分あればできて、しかもすぐに効果を実感できます。ゆっくりと、〝効いている〟部分に意識を集中しながらおこなうと、より効果的です。

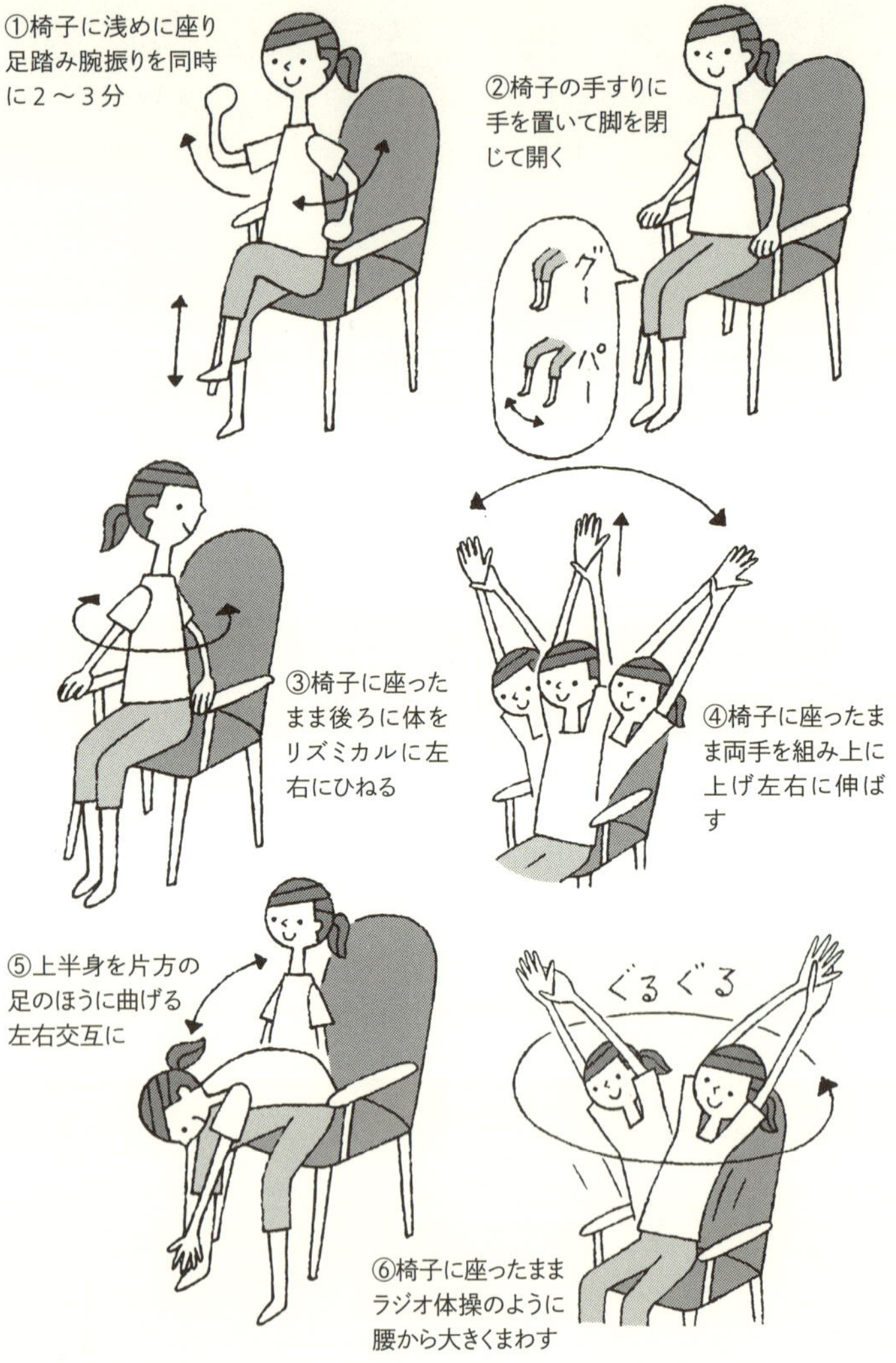
①椅子に浅めに座り
足踏み腕振りを同時
に2〜3分
②椅子の手すりに
手を置いて脚を閉
じて開く
グー
パー
③椅子に座った
まま後ろに体を
リズミカルに左
右にひねる
④椅子に座ったま
ま両手を組み上に
上げ左右に伸ば
す
⑤上半身を片方の
足のほうに曲げる
左右交互に
ぐるぐる
⑥椅子に座ったまま
ラジオ体操のように
腰から大きくまわす

◎チェアストレッチ

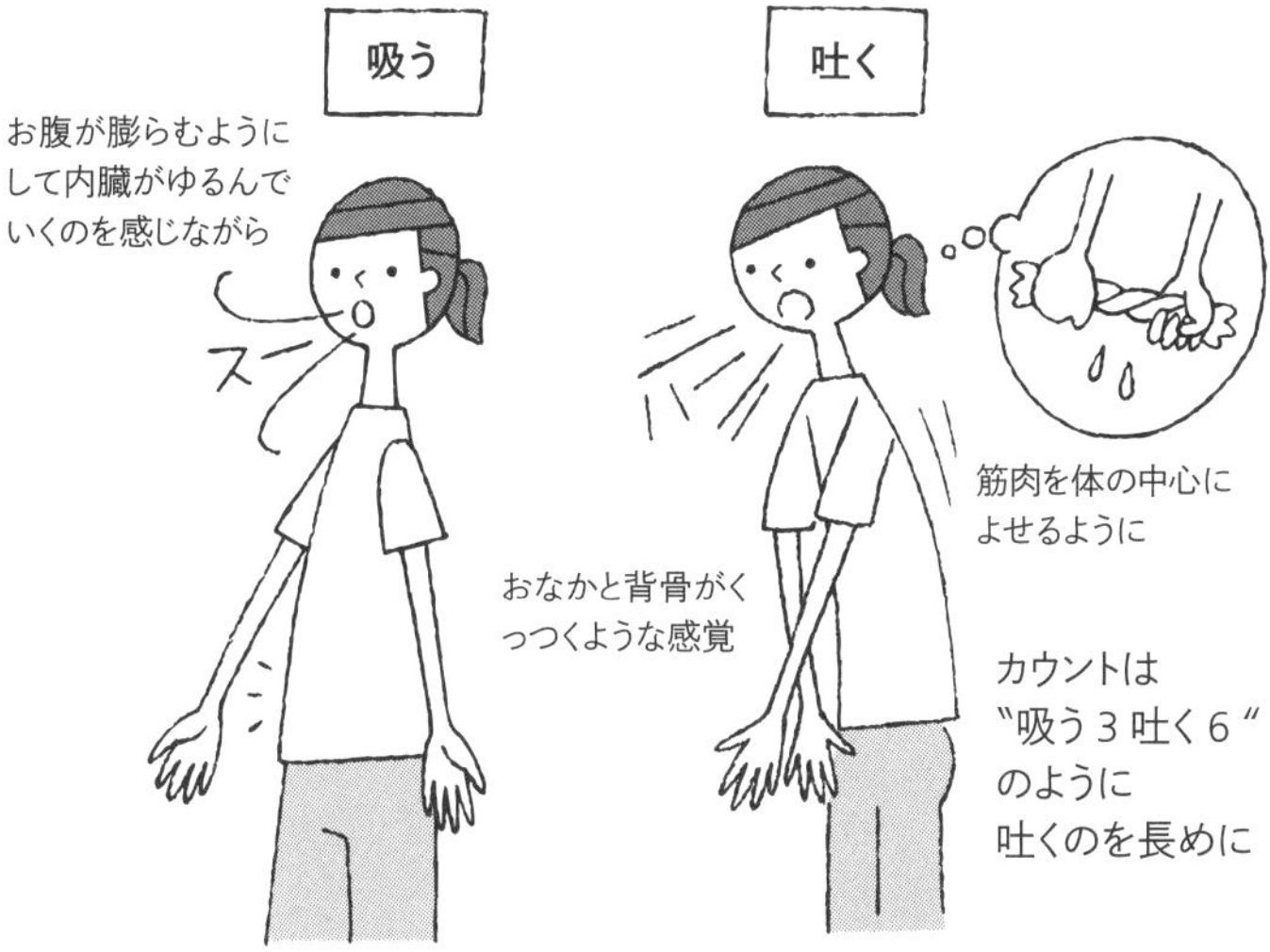
吸う
吐く
お腹が膨らむように
して内臓がゆるんで
いくのを感じながら
スーッ
筋肉を体の中心に
よせるように
おなかと背骨がく
っつくような感覚
カウントは
"吸う３吐く６"
のように
吐くのを長めに

◎腹式呼吸

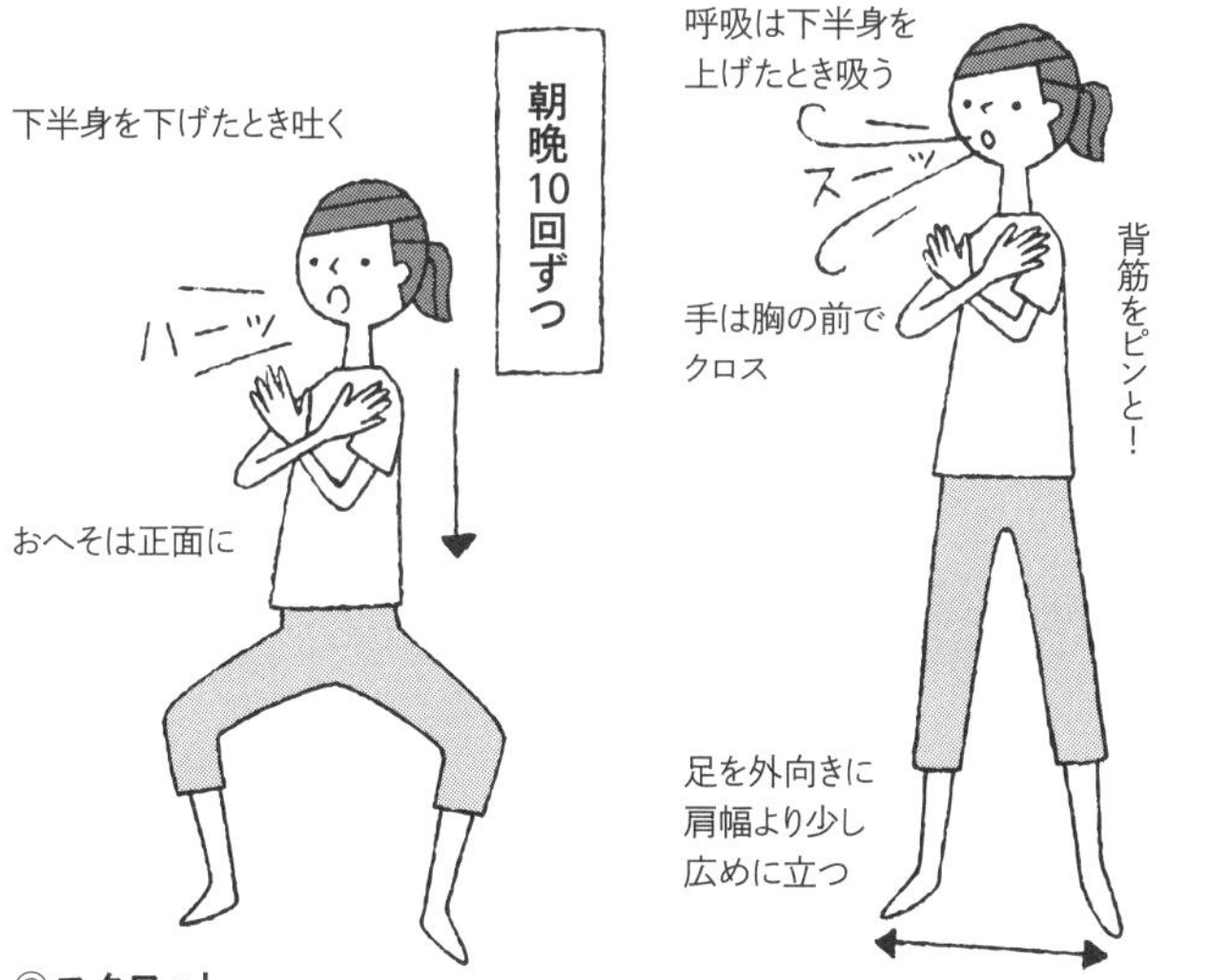
下半身を下げたとき吐く
朝晩10回ずつ
呼吸は下半身を
上げたとき吸う
スーッ
ハーッ
手は胸の前で
クロス
背筋をピンと！
おへそは正面に
足を外向きに
肩幅より少し
広めに立つ

◎スクワット

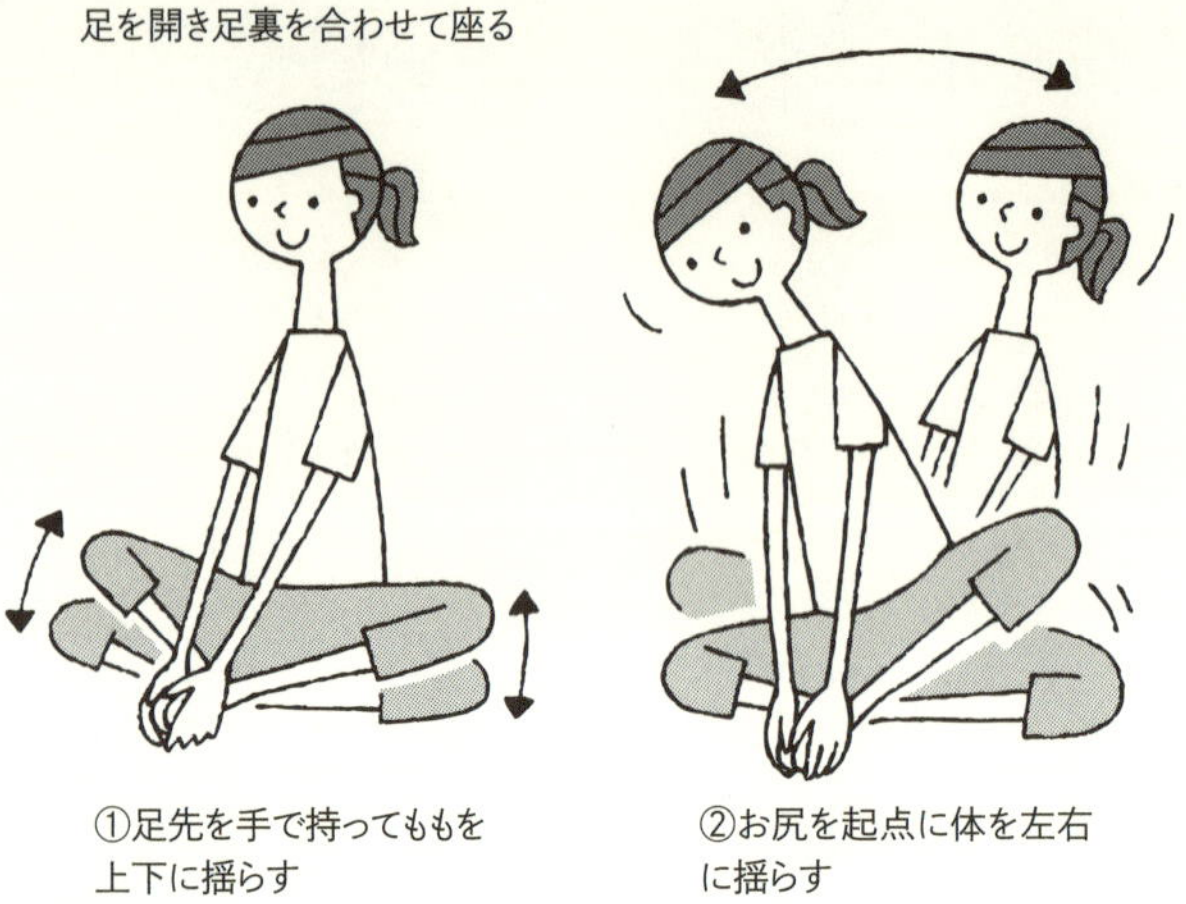
足を開き足裏を合わせて座る
①足先を手で持ってももを上下に揺らす
②お尻を起点に体を左右に揺らす

◎股関節をストレッチ 1

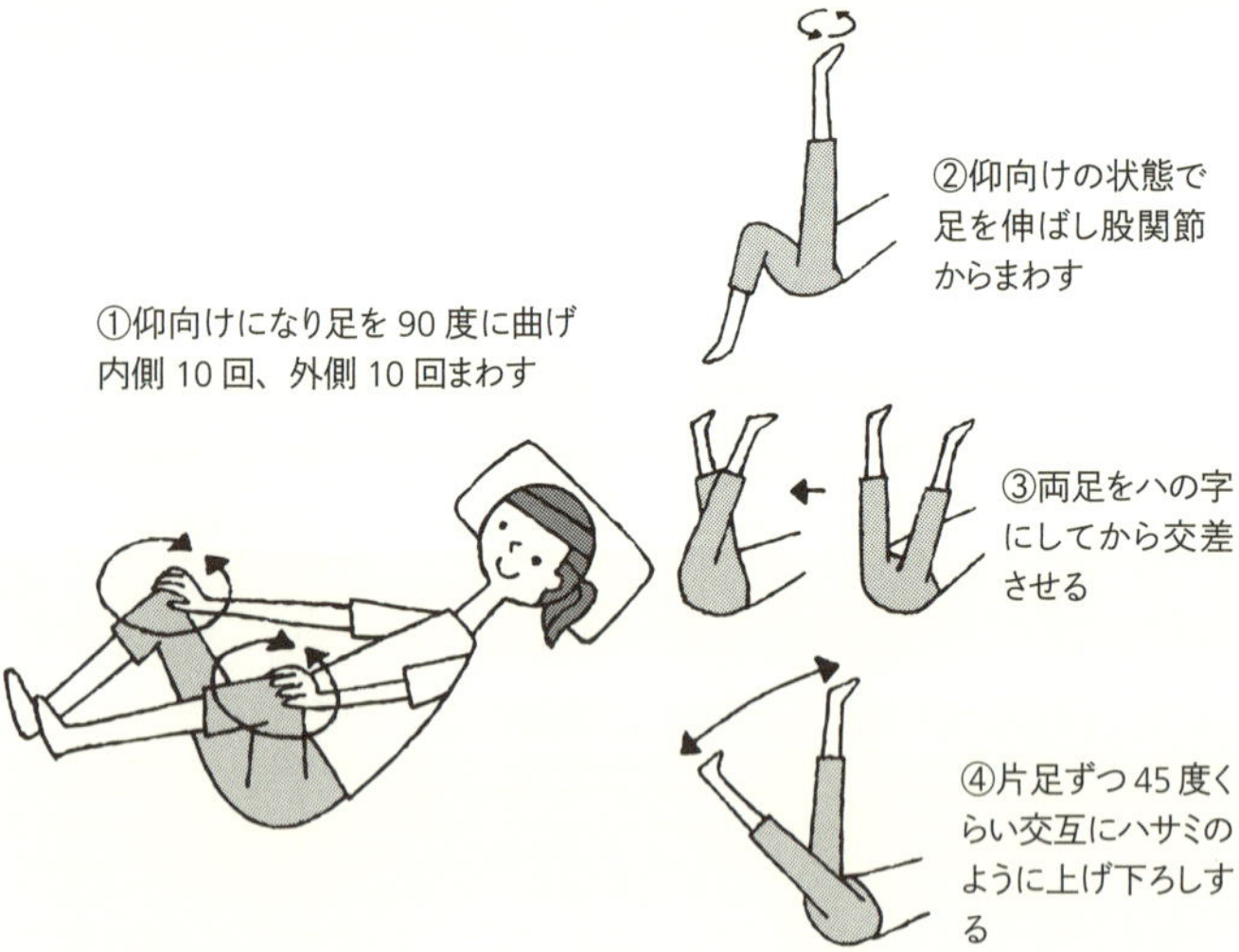
①仰向けになり足を 90 度に曲げ内側 10 回、外側 10 回まわす
②仰向けの状態で足を伸ばし股関節からまわす
③両足をハの字にしてから交差させる
④片足ずつ 45 度くらい交互にハサミのように上げ下ろしする

◎股関節をストレッチ 2

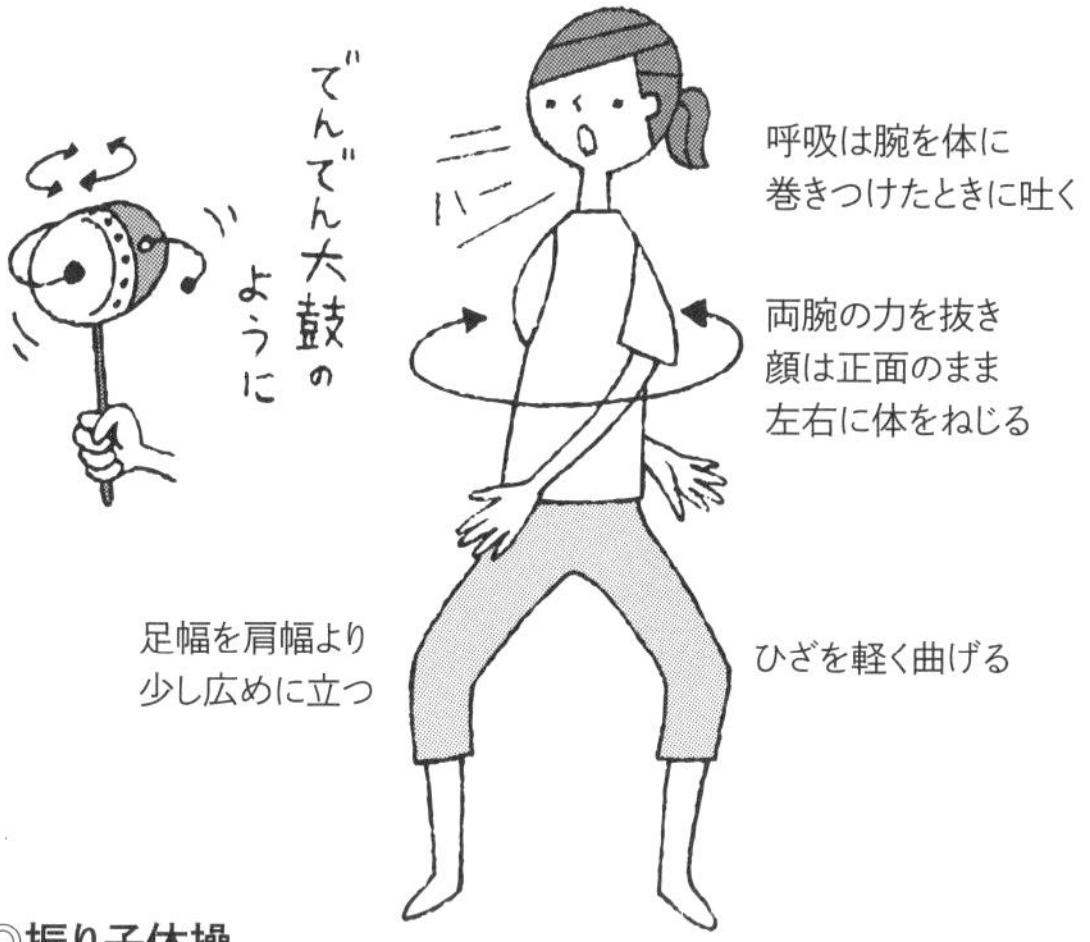
でんでん太鼓の
ように
呼吸は腕を体に
巻きつけたときに吐く
両腕の力を抜き
顔は正面のまま
左右に体をねじる
足幅を肩幅より
少し広めに立つ
ひざを軽く曲げる

◎**振り子体操**

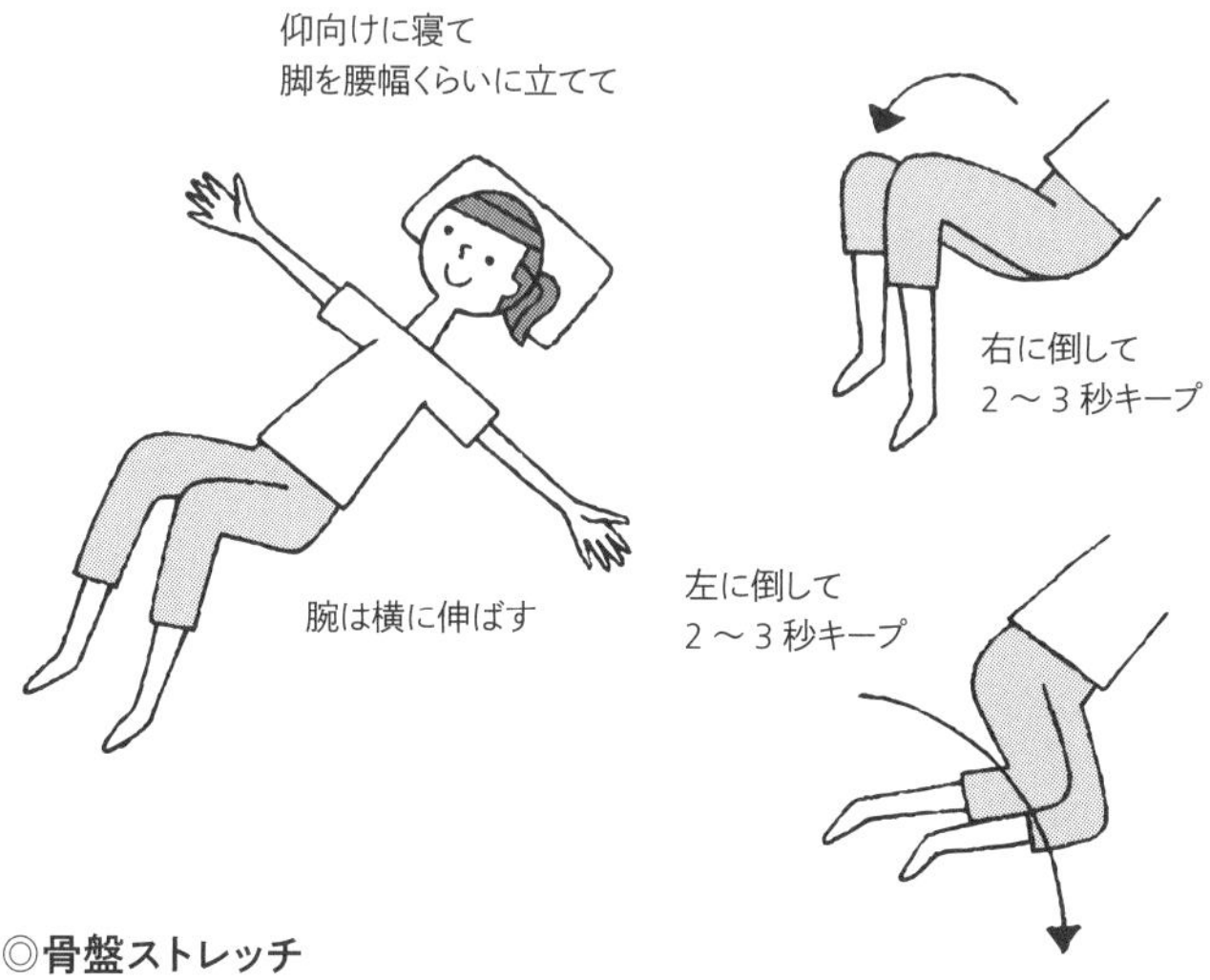

仰向けに寝て
脚を腰幅くらいに立てて
右に倒して
2～3秒キープ
腕は横に伸ばす
左に倒して
2～3秒キープ

◎**骨盤ストレッチ**

メソッド4

骨盤矯正＆骨盤底筋群を鍛える体操

女性にとって骨盤は、体を支える土台という役目だけではありません。婦人科系臓器（子宮、卵巣）は、骨盤の中で筋肉やじん帯によって固定されているため、歪みがあると、骨盤内で筋肉の緊張や引っ張り合い、圧迫が生じてしまいます。

そのため卵巣や卵管、子宮への自律神経伝達や血液の循環が阻害されたりして、さまざまな弊害を引き起こす原因に。当然、骨盤内の血流やリンパの流れが悪くなると、下半身も冷えやすくなり、子宮と卵巣の働きも悪くなってしまいます。

そこで、骨盤の位置を矯正＆骨盤を支える骨盤底筋群をピンポイントで鍛える2つの体操を紹介します。これは不妊に悩んでいる女性にもおすすめのエクササイズです。

4章でもすでに述べたように、骨盤内の血流が良い女性ほど卵子の質が良いことが

◎カーフレイズ（つま先立ち）

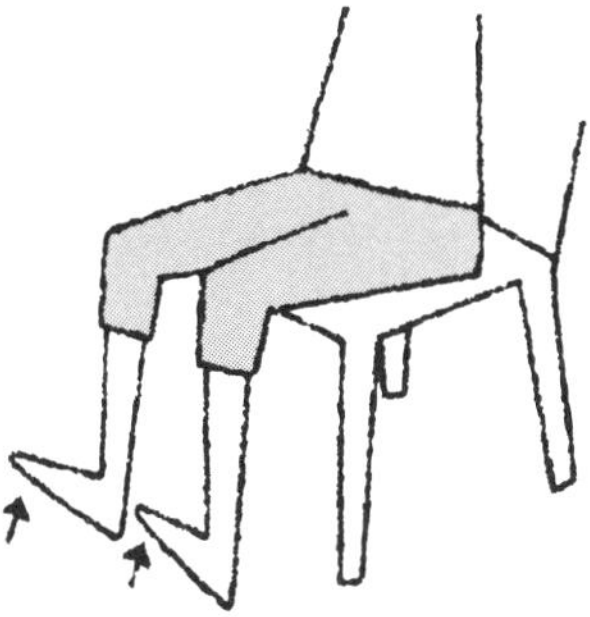

足裏を床につけた状態から
息を吸ってつま先を持ち上げる

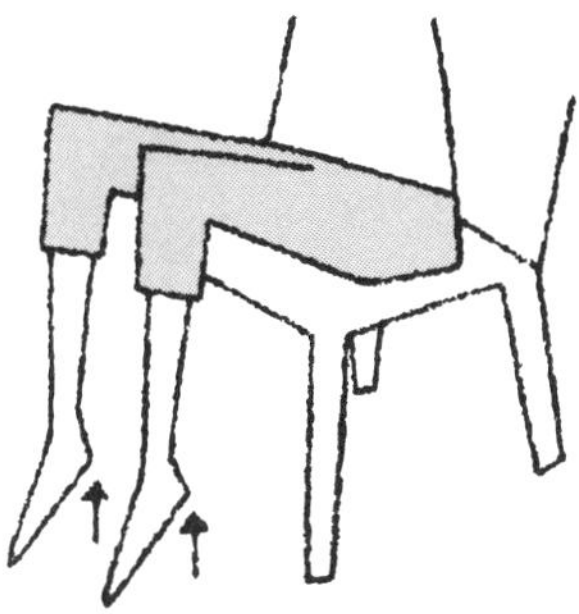

息を吐きながらつま先を下げて
かかとを持ち上げる

わかっています。

骨盤を前後左右にゆっくり動かすことによって、おなか回りの筋肉を働かせ、血流量がアップします。腰痛や内臓系の不調改善にも効果が期待できます。

痛みを感じる場合は無理のない範囲で。また病気やケガのある方は医師に相談しながらおこないましょう。

骨盤 体操

骨盤を前後に動かす体操

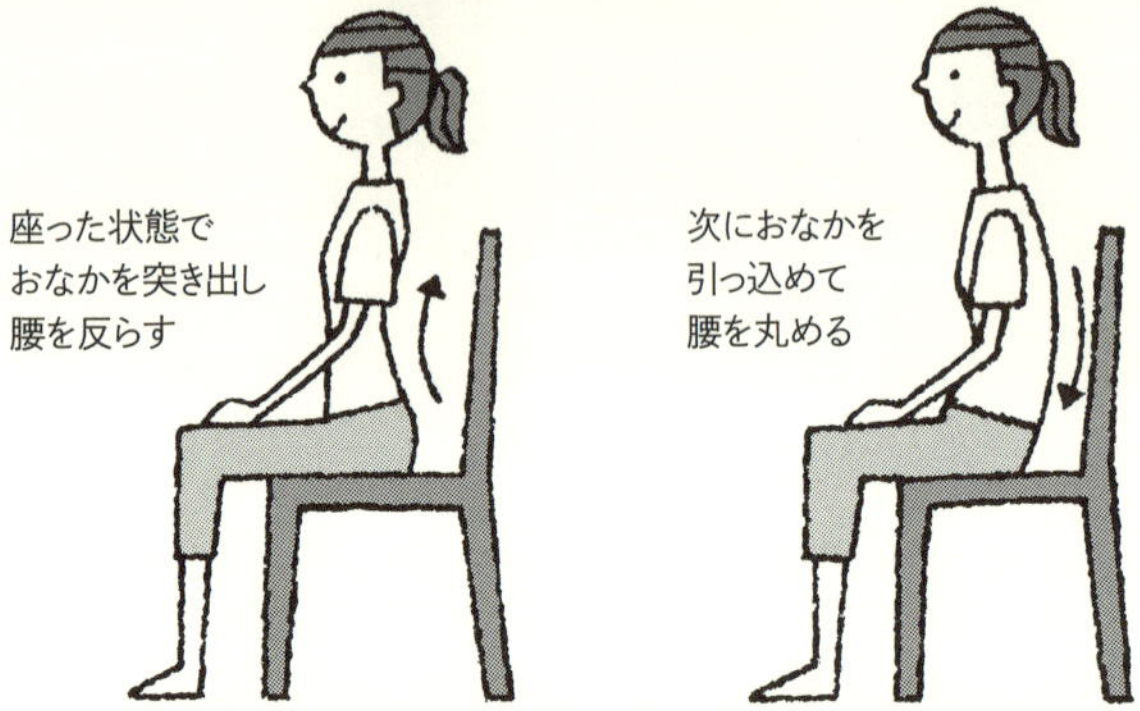
座った状態で
おなかを突き出し
腰を反らす
次におなかを
引っ込めて
腰を丸める

骨盤を左右に動かす体操

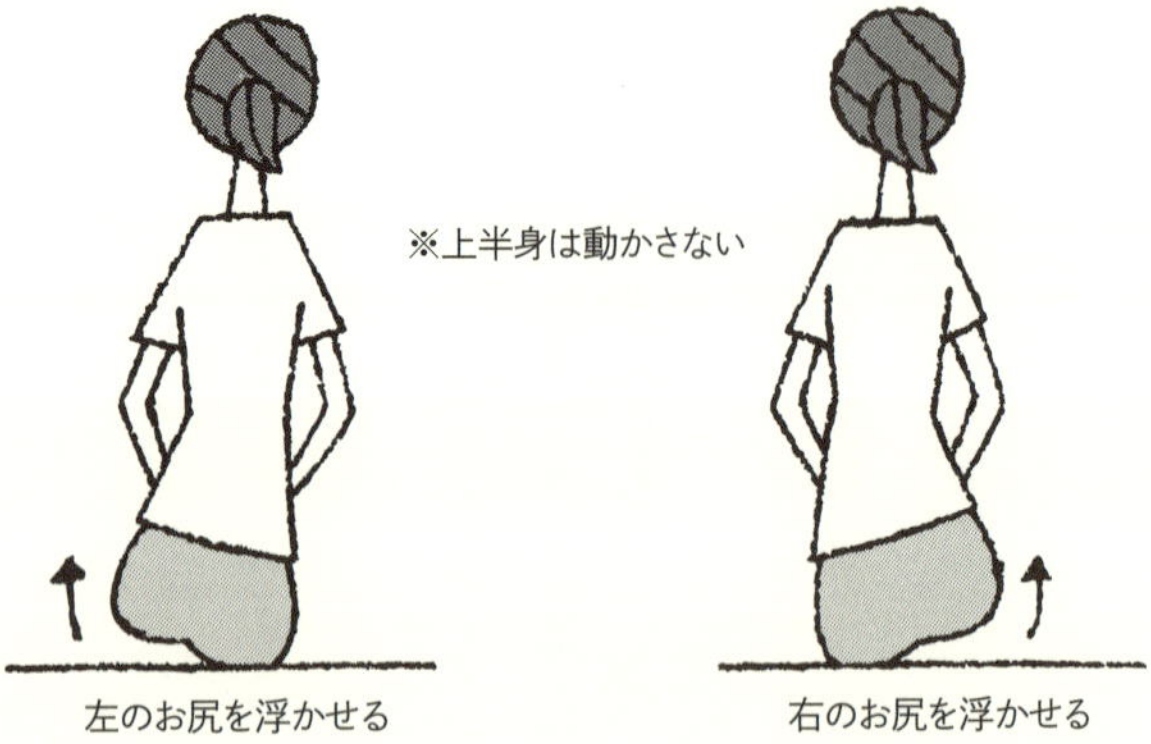
※上半身は動かさない
左のお尻を浮かせる
右のお尻を浮かせる

メソッド5
1日20分から始めるウォーキング

これまで運動の習慣がなく、これを機会に定期的な運動を始めてみようという人におすすめなのが「ウォーキング」。いつでも手軽に始められるので都合のいい時間に、自分のペースに合わせて始められるのが最大のメリットです。

歩く、という基本動作は生体リズムを整え、ホルモン分泌を正常化してくれます。またストレスを発散、気分を爽快にしてくれます。特に下半身の筋肉を刺激し、血行も良くなるので体内の酸素の巡りが良くなり、デトックス効果も抜群。歩く時間が取れないなら、万歩計などを使って、時間ではなく歩数を目標に設定してもいいと思いますし、通勤や買い物の〝ついで〟を利用してもOKです。

少し慣れてきたら、できれば朝食前の時間帯に歩くのがおすすめ。新鮮な空気を体内に取り入れられ、また朝の光をしっかりと浴びることによって「体内時計」がリセットされ、生体リズムがより整いやすいからです。

効果的なウォーキング法

1. 始める前はウォーミングアップ→簡単なストレッチと腹式呼吸をおこないましょう。

2. 運動の頻度とレベル→慣れるまでは「通勤時にエスカレーターなどを使わない」「1駅分なら歩く」といった、日々の暮らしの中に歩くことを意識する機会を増やすことが最優先ですが、最終目標は1日に30〜40分間を、週に3〜4回程度おこなうことが理想です。

※20分間のウォーキングを2回に分けてもOK。ひとりじゃ続かないという人はパートナーと一緒に歩くといいでしょう。

3. 終了時はクールダウンを忘れずに→ウォーキングを終えた時にはウォーミングアップと同様に、呼吸法とストレッチでクールダウンをしましょう。

メソッド6

おいしく食べて、抗酸化力をアップ

第3章において述べたように、元気な卵子と精子を育むためには「質のよい食材」を「バランスよく食べる」ことが基本になります。

では具体的に「どんなものを食べたらいいの?」「90日間で体質改善できるレシピは?」……と気になりますよね。そこで今回は「抗酸化力をアップする」というテーマにしぼって、朝食におすすめのスムージー、玄米食と玄米に合う抗酸化おかずを紹介します。3カ月間の献立づくりにぜひ活用してください。

1. 血糖値が上がりにくい朝食スムージー

~作り方は材料を切って(またはちぎって)、ミキサーにかけるだけ

①さっぱり爽快スムージー

〈材料〉小松菜2束、オレンジ1／2個、グレープフルーツ（ルビー）1／4個、水大さじ2

小松菜はクセが少ないためスムージーに使いやすい食材。血糖値の上昇を抑える食物繊維が豊富で、不足しがちなカルシウム、抗酸化ビタミン、貧血予防効果のある鉄も含まれています。オレンジ、グレープフルーツはともにフルーツの中では血糖値が上がりにくい食材で、どちらも鉄分の吸収を助けるビタミンCが豊富。さらに、グレープフルーツの香りにはリフレッシュ効果もあるので、朝の一杯にぴったりです。

②こっくり濃厚スムージー

〈材料〉アボカド1／4個、リンゴ1／2個、ヨーグルト大さじ2、水80㎖

アボカドは〝森のバター〟と呼ばれるように栄養価が高く、食物繊維のほか、抗酸化作用のあるビタミンEや良質の脂質も含まれています。リンゴも食物繊維が豊富で、どんな食材とも相性がいいので使いやすさは抜群。さらにヨーグルトを加えることで、乳酸菌が腸内環境を整えてくれます。さわやかな酸味でスムージーを飲みやすく、免疫力を強化するのに効果的な一杯です。

③栄養満点&低カロリースムージー

〈材料〉トマト1／2個、セロリ1／3本、レモン汁小さじ1、塩少々、水50㎖

トマトは抗酸化作用のある色素成分リコピンやビタミンCを含み、程よい酸味、甘味があります。セロリにはカリウム、ビタミンA・C・Uなどが含まれていて、特徴的な香りには精神を安定させる効果も。低カロリーな食材の組み合わせなのでダイエットにもおすすめです。少量の塩を加えることによってスープ感覚で味わえます。

2. 玄米食と玄米に合う抗酸化おかず

玄米はビタミンB群や食物繊維が豊富に含まれる抗酸化力の高い健康食材です。そこで、その効果をさらにアップさせてくれるおかずやスープを紹介します（※レシピではありません。献立例と食材の紹介です）。

①**和定食**

・鮭のホイル焼き（鮭、タマネギ、シイタケ）
・ブロッコリーとミニトマトのゴマ和え（ブロッコリー、ミニトマト、白炒りゴマ）
・ワカメとナスのみそ汁（ワカメ、ナス、みそ）

鮭の赤い色素成分アスタキサンチンは抗酸化力が高く、生活習慣病に予防効果のあるDHA、EPAも含まれています。またブロッコリーは抗酸化ビタミン（A・C・

E）、食物繊維などが豊富で栄養的にとても優れた野菜です。さらに発酵食品のみそ、食物繊維が豊富なワカメ、ポリフェノールが含まれるナスで作るみそ汁は、抗酸化作用のある成分がぎゅっと詰まったアンチエイジングフードです。

②ピリ辛定食

・豆腐ステーキ納豆キムチソース（豆腐、ニンニク、納豆、キムチ）
・アボカドとパプリカのアーモンドサラダ（アボカド、パプリカ、レタス、アーモンド）
・トマトと長ネギのスープ（トマト、長ネギ）

豆腐、納豆に含まれる大豆イソフラボン、キムチのカプサイシンは抗酸化作用が高い食材。また納豆やキムチなどの発酵食品は腸内環境を整え、免疫力を高めてくれます。

サラダの食材もビタミンEなど抗酸化作用をもつものが多く、アーモンド、アボカド、パプリカ、レタスは免疫力を高める成分（ビタミンA・C・E、食物繊維など）

も多く含んでいます。

③ボリューム定食
・レバニラ炒め（レバー、ニラ、モヤシ）
・カボチャの煮物（カボチャ）
・けんちん汁（豆腐、こんにゃく、大根、ニンジン、長ネギ、ゴボウ、ショウガ）

レバーに含まれるビタミンB_2など、B群は抗酸化作用をサポートする働きがあります。ニラやカボチャも抗酸化ビタミン（主にA・C・E）が豊富に含まれる食材。けんちん汁は汁ごといただくので、野菜の成分を逃さず、具だくさんなのでボリューム感も出ます。また、ショウガやニラやカボチャは体を温めてくれるので血流アップにも効果的。

90日間卵子力アッププログラム

ここからはこれまでに述べてきた、さまざまな卵子老化の因子に打ち勝つための対策とメソッドを実践する90日間プログラムの提案です。その名も「90日間卵子力アッププログラム」。近いうちに妊娠・出産を考えている人はもちろん、将来、赤ちゃんがほしい、ママになりたいと思っているあなたも、体の内側から変えていきましょう。

プログラムを始める前には次のことが絶対条件になります。

禁煙、アルコールの摂取量は、週にワインをグラス4杯（ビールなら中ビン3本）以下に抑える、服用している薬を見直す（抗鬱剤・安定剤・鎮痛剤などは医師に相談のうえ、おこなうこと）、婦人科検診を受ける（卵巣や子宮の病気がないかチェック）。

またプログラムをおこなうのと同時に、次のこともどんどん取り入れていきましょう。

・温活（半身浴など）&ゆる活（リラックス）を睡眠準備の一環に取り入れる。
・寝具にこだわる。
・アロマの芳香浴、ハーブティーなど心を沈静させる。
・お笑いのDVDや好きな映画を観てリフレッシュする。
・夫婦やパートナーとの会話、コミュニケーションの時間を大切にする。
・靴下の重ね履きや、ルームウェアの重ね着など冷えとり生活を意識する。
・遠赤外線ベルトで局所的な温活をする。
・針灸やマッサージを気分転換に取り入れる。

その日の気分や時間に合わせて実践していくのもおすすめです。90日間であなたの卵子は確実にパワーアップできます。すべてをモデルケース通りにおこなわなくても大丈夫。「今の暮らしを見直してみよう」と思うところがスタート地点です。

卵子を元気にする栄養素

物質名	作用機序	摂取方法、おすすめの食材など
ビタミンC	抗酸化物質 代謝促進 ミトコンドリアを元気にする物質	【特徴】コラーゲンの合成に必要。鉄の吸収を高め、抗ストレス作用をもつ副腎皮質ホルモンの合成を促進。抗酸化作用。 【食品】パセリやブロッコリー、ピーマンなどの緑黄色野菜、レモンやイチゴなどの果物に多く含まれる。2〜3時間で排泄されるため、分散して摂取するのが良い。
ビタミンE		【特徴】抗酸化作用があり動脈硬化や老化、がんの予防に効果がある。 【食品】ヒマワリ油などの植物油、アーモンドなどの種実類、魚卵に多く含まれる。
コエンザイムQ		【特徴】脂溶性の物質で、ヒトの体内でも合成されている。 【食品】牛肉、豚肉、鶏肉、もつ、レバー、イワシ、鮭、サバ、マス、ウナギ、マグロ、キャベツ、ブロッコリー、ホウレン草、ジャガイモ、枝豆、大豆、ピーナッツ、卵、豆腐など。
アルファリポ酸		【食品】牛レバーやジャガイモ、トマト、ニンジン、ホウレン草、ブロッコリーなど。
レスペラトロール		【食品】赤ワインやブドウの果皮に多く含まれ、ほかにアーモンドの薄皮、リンゴの皮やザクロ、イチゴなどにも微量だが含まれている。
葉酸	胎児の神経奇形の予防 卵の質の改善	【特徴】赤血球や細胞の新生に必須。胎児の正常な発育に不可欠で、妊娠・授乳中は特に必要。 【食品】レバー、ウナギ、緑黄色野菜に多く含まれる。
DHA、EPA		【食品】マグロ、カツオ、アジ、サバ、イワシ、ブリなど背中が青みがかった魚に多く含まれる。
フィトケミカル	抗酸化物資 解毒作用 免疫力アップ	カテキン（緑茶）、アントシアニン（ブルーベリー）、カロテノイド（ニンジン、カボチャ）、リコピン（トマト、スイカ）、ルテイン（ホウレンソウ）、セサミノール（ゴマ）
ミネラル	卵子の発育や成熟に必要	亜鉛、マグネシウム、鉄、カルシウム、銅、セレン（玄米、雑穀、サプリメントでとる）
マカ	栄養素の宝庫 アミノ酸、ミネラル豊富	【特徴】アンデスの高地で少なくとも2000年前には栽培されていた、カブによく似た球根状のハーブ。 サプリメントでとるのが一番簡単。

〈2カ月目〉	〈3カ月目〉
起床（朝日を浴びる／正しい姿勢を意識／腹式呼吸で深呼吸） ウォーキング（30分程度）	→ ウォーキング（45分程度）
朝食（スムージー+α）	→
出勤（エスカレーター移動をなるべくすべて階段に）	出勤（エスカレーター移動をなるべくすべて階段に）
仕事中	
昼食（お弁当を持参／ミカBICS・骨盤体操を5〜10分） 〜間食・コーヒー（カフェイン）は控えめに	→ →
仕事中	
帰宅	帰宅
夕食（玄米食） 安全な場所でウォーキング（30分程度）	夕食（玄米食） →
翌日のお弁当の仕込み	→
入浴（半身浴で体温UP）※休日は温泉でゆっくり過ごすのも◎ ストレッチ・エクササイズ習慣を15分（ミカBICS）	→ →
睡眠準備（照明の明度を下げて、好きな音楽や香りを楽しみながらリラックス）	→
就寝	就寝

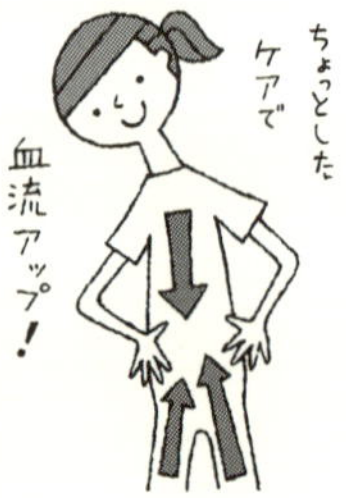

◎ 1day スケジュール（モデル）

	〈1日〜10日目〉月経中〜	〈11〜30日目〉月経後〜
6時 00分		
15分		起床（朝日を浴びる／正しい姿勢を意識／腹式呼吸で深呼吸）
30分	起床（朝日を浴びる／正しい姿勢を意識）	
7時 00分	朝食（スムージー＋α） →	→
45分		出勤（エスカレーター移動をなるべくすべて階段に／1駅前で下車15〜20分のウォーキング）
8時 00分	出勤（エスカレーターなどの移動をなるべくすべて階段に）	
9時－ 12時	仕事中	
12時 00分	昼食後、ミカBICSまたは骨盤体操を5〜10分 → 〜間食・コーヒー（カフェイン）は控えめに →	→ →
13時－ 18時	仕事中	
18時 45分		
19時 00分	帰宅（バス・地下鉄通勤の人は自宅の1駅前で下車）	帰宅（バス・地下鉄通勤の人は自宅の1駅前で下車）
30分	夕食（玄米食）	夕食（玄米食）
45分		
20時 00分		安全な場所でウォーキング（20分程度）
30分	入浴（半身浴で体温UP）	
45分		入浴（半身浴で体温UP）
21時 00分		
45分	ストレッチ・エクササイズ習慣を15分（ミカBICS） →	→
22時 00分		
30分	睡眠準備（照明の明度を下げて、好きな音楽や香りを楽しみながらリラックス） →	→
23時 00分		
30分	就寝	就寝

〈2カ月目〉	〈3カ月目〉
・ミカBICS・骨盤体操を習慣に ・入浴後のストレッチ、エクササイズ時間(15分)を捻出 ・通勤などの移動中はエスカレーター、エレベーターの使用を控える ・徒歩、自転車圏内の職場なら、なるべく交通機関を使わない ・1日40〜60分程度のウォーキング習慣(歩数目標は1日12000歩以上) ・「カラダ年齢」チェックをおこない、変化を実感する	・ミカBICS・骨盤体操を習慣に ・入浴後のストレッチ、エクササイズ時間(15分)を捻出 ・通勤などの移動中はエスカレーター、エレベーターの使用を控える ・徒歩、自転車圏内の職場なら、なるべく交通機関を使わない ・1日60〜80分程度のウォーキング習慣(歩数目標は1日15000歩以上) ・「カラダ年齢」チェックをおこない、変化を実感する
・外食の回数を減らして自炊する ・コンビニ食やスナック菓子を控える ・体にいい食材とそうでないものを見分ける習慣をつける ・朝食はスムージー+αに ・1日1回は玄米食に切り替えてみる ・野菜や大豆など、抗酸化力の高い食材を使った料理(201〜206ページ参照)を意識して食べる ・足りない栄養をサプリメントで補給する ・栄養バランスの良い献立を考えてみる ・お弁当を習慣に	・外食の回数を減らして自炊する ・コンビニ食やスナック菓子を控える ・体にいい食材とそうでないものを見分ける習慣をつける ・朝食はスムージー+αに ・1日1回は玄米食に切り替えてみる ・野菜や大豆など、抗酸化力の高い食材を使った料理(205〜210ページ参照)を意識して食べる ・足りない栄養をサプリメントで補給する ・栄養バランスの良い献立を考えてみる ・お弁当を習慣に ・漢方を取り入れる ・血糖値を急激に上げない食べ方を意識する

◎ 90日間卵子力アッププログラム（モデル）

	〈1日～10日目〉	〈11～30日目〉
運動（正しい姿勢・呼吸を意識）	・ミカBICS・骨盤体操を習慣に ・入浴後のストレッチ、エクササイズ時間（15分）を捻出 ・通勤などの移動中はエスカレーター、エレベーターの使用を控える ・徒歩、自転車圏内の職場なら、なるべく交通機関を使わない ※この時点で「カラダ年齢」をチェック（182～184ページ参照）しておくと、変化がわかりやすい	・ミカBICS・骨盤体操を習慣に ・入浴後のストレッチ、エクササイズ時間（15分）を捻出 ・通勤などの移動中はエスカレーター、エレベーターの使用を控える ・徒歩、自転車圏内の職場なら、なるべく交通機関を使わない ・1日30分程度のウォーキング習慣（歩数目標は1日8000歩以上）*週2回以上を目標に！
食生活	・外食の回数を減らして自炊する ・コンビニ食やスナック菓子を控える ・体にいい食材とそうでないものを見分ける習慣をつける ・朝食はスムージー+αに ・1日1回は玄米食に切り替えてみる  	・外食の回数を減らして自炊する ・コンビニ食やスナック菓子を控える ・体にいい食材とそうでないものを見分ける習慣をつける ・朝食はスムージー+αに ・1日1回は玄米食に切り替えてみる ・野菜や大豆など、抗酸化力の高い食材を使った料理（201～206ページ参照）を意識して食べる ・足りない栄養をサプリメントで補給する 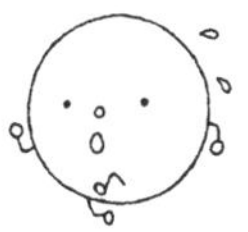

column

じんわりと心と体のバランスを整える漢方薬

漢方薬は「ゆっくり効いてくる」というイメージが強いかもしれませんが、みなさんが思っている以上に即効性があり、卵巣の血の巡りや卵子の質を改善する効果が見られることが多いのです。

漢方は、体全体のバランスを整えて、それぞれの人が持ち合わせている自然治癒力を高めることを目指していきます。漢方独自の考え方には、「気血水」というものがあり、「気」は生命活動を営むエネルギー、「血」は、血液および血液によって運ばれる栄養分、「水」は、生体に潤いを与えているリンパ液などの体内の水分。この3要素がバランスよく過不足なく全身を流れることで健康になれるのです。

西洋医学のように病気や症状（不妊症、不育症など）によって薬を処方するのではなく、患者さんの状態（証）によって薬を選んでいきます。

漢方薬は血流を上げ、不足している栄養素を補う作用があり、冷えも改善する

妊娠力を上げる漢方薬

血虚	血液や血液中の栄養素が不足して循環不全になっている状態。手足に冷えを感じる	当帰芍薬散、四物湯、温経湯
瘀血	血液が汚れてドロドロしているため血の流れが滞る状態。手足が冷え、肌の乾燥、カサカサ、脱毛、爪割れ、もの忘れなど	桂枝茯苓丸、桃核承気湯など
腎虚	加齢などにより生命エネルギーが低下している状態	八味地黄丸（アンチエイジングの漢方薬の代表）など
肝鬱	ストレスにより肝気が滞っている状態。イライラによりストレスから血流が悪くなり、冷えやのぼせが生じる	加味逍遥散、四逆散など
気鬱	気が滞って欝っぽい状態	半夏厚朴湯など
気虚	生命エネルギーが不足している状態	補中益気湯、六君子湯
気血両虚	気も血も少ない状態	十全大補湯、加味帰脾湯、人参養栄湯
水毒 水滞	水分の巡りが悪く、局部に滞ってしまった状態。足のむくみなど	五苓散、柴苓湯、当帰芍薬散など

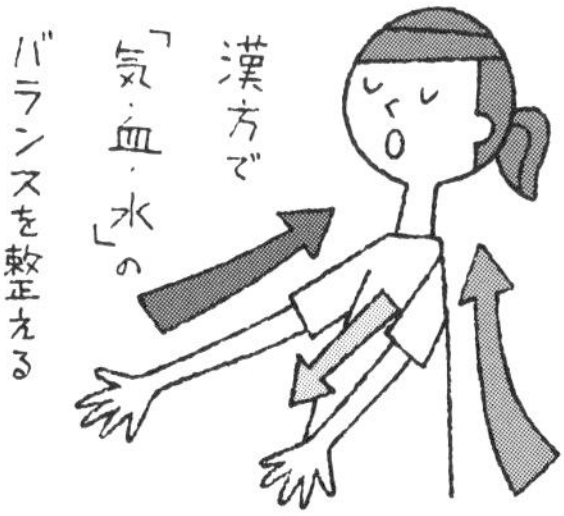

と考えられています。さらに、不妊治療中には、精神的ストレスが溜まり、イライラしたり、落ち込んだり、不安定になる場合が多いものですが、気持ちの問題を改善させるにも漢方はおすすめです。

漢方薬は「瘀血《おけつ》」、「血虚《けっきょ》」、「肝鬱《かんうつ》」、「気鬱《きうつ》」「腎虚《じんきょ》」、「水毒《すいどく》」などの状態から薬を選んでいきます。

一概にどれが適しているかは一人ひとり違いますが、代表的なものを前ページに紹介しておきます。

男性の漢方薬に関しては精子の数を増やし、運動性を改善させるのに効果的なのが補中益気湯。私の病院では、乏精子症（精子が少ない）、精子無力症（精子の運動性が不良）のご主人にこの漢方薬をのんでもらっていますが、大変効果があります。

このほかに、男性不妊にはアンチエイジングの漢方の代表である、八味地黄丸、牛車腎気丸なども用いられます。体質的に合う方には、柴胡加竜骨牡蠣湯を処方することがあります。

おわりに

私の医師としてのキャリアは〝役立たずなダメ女医〟としてスタートしました。

私が医学部を卒業した25年以上前は、女性の働く環境は今より厳しく、医学部は完全な男性社会。女医は役に立たないからいらないという風潮が強く、それを打破するためには男性と同等、あるいは男性以上に頑張る必要がありました。

駆け出しの頃、医局の上司から「10年間は妊娠しないように」と念を押されたことがあります。産婦人科医は分娩だけではなく、外科医として手術の腕前も上げなくてはなりません。外科系の技量を身につけるには最低10年はかかります。今思えば「10年、妊娠するな」という忠告は、最速で一人前になるには正しいことでした。

大学病院で産婦人科研修医になった私は病院に毎日泊まり込み、食事をとる時間もなく、何日も家に帰れないのが当たり前。子どもを持つなどとんでもない状況でした。

そんな2年間の後、地方都市へ転勤した私は、まだ3年目の研修医だというのに約束を守らず妊娠しました。もし、約束どおり10年間避妊していたら私は35歳になっていて、子どもを得ることは難しかったかもしれません。

当時は卵子が老化するから早く産まなくては、などと考えていたわけではなく、「妊娠したって同じように仕事はできるはず」と思っていました。ところが妊娠した途端、つわりがひどくて仕事どころではありません。転勤は2年間の予定でしたが、急遽、1年早めて札幌に戻りました。上司をはじめ、私の代わりに転勤を命じられた男性医師にとても迷惑をかけてしまいましたし、「だから女はダメなんだ、使えない」と、女医のイメージを悪くするお手本になってしまったかもしれません。

その後、なんとか出産までこぎつけた私は、30歳の時に次女を授かりました。子どもはほとんど保育園と両親に預けて、仕事優先で働いてきたつもりです。しかし、いくら頑張っても男性と同じようにキャリアを積んでいくことができない自分に、いつも焦りとコンプレックスを感じていました。

〝役立たずなダメ女医〟から、今の不妊治療専門医の仕事にたどり着くまでに、ずい分、遠まわりをしてきましたが、それでも、私はあの時に産んでよかったと思っています。

「10年間は妊娠しない」という約束を守ってから計画的に妊娠しようなどと考えていたら、今、私は娘たちに出会えていなかったかもしれません。

妊娠は、そろそろと思ったときに、簡単にできるものではありません。卵子や精子、子宮に奇跡の連続が起きて初めて成立する、神様からの贈り物なのですから。

しかし、私ひとりの問題だと思っていた妊娠という事態は、実はいろいろな人の生活や仕事に影響が及ぶということに、産んでみて初めて気づきました。その頃の私は若くて無知でした。

だから現在働く女性は、理性的で賢い人ほど、責任の重い職にある人ほど、周囲への影響を考えてきちんと避妊しようとするでしょう。実際に「会社や上司に迷惑がかかるから、あと数年間は妊娠できない」という真面目な女性は多いのです。

でも私は、妊娠に関してはある程度、不真面目でもいいのではないかと思います。仕事が一段落したら子づくりしようと思っても、30代では、そう簡単に妊娠するものではありません。これまで、計画どおりにいかない女性たちをたくさん見てきました。

特に、妊娠適齢期のボーダーライン、32歳前後の女性たちはまさに働き盛りでしょうが、「授かった時がタイミング」と潔く決意することも必要かもしれません。

本来ならば社会全体が子づくりを応援してくれて、妊娠適齢期の女性たちが、産後の子育てや仕事に対する不安なく妊娠できる社会になることが望ましいのです。そして、自然に任せて子どもを授かったとき、周囲のみんなが「おめでとう」と言ってサポートしてあげてほしい。私は今、妊娠して迷惑をかけたときに助けてくれた上司や同僚たちに、とても感謝しています。

でも、社会が変わるまで待ってはいられません。人生で「産み時はいつか」を自分で選択していかなくてはいけないのです。

――と、偉そうなことを言いつつ、クリニックの院長としては、「女性には責任のある仕事を任せられない」という男性の気持ちも、少しわかります。

私のクリニックでも、やっと仕事を覚え始めた看護師がこれからというときに突然妊娠することが多く、苦労してきました。どうも私のクリニックにいると、卵子がいつまでも元気ではないことを学ぶので、早く妊娠しなければと思ってしまうようです。

しかし、不妊治療は非常に難しい分野で、看護師が最低限の知識を身につけるのに

1～2年以上かかります。急に欠員が出ても、すぐに代わりはいません。

「明日からどうしたらいいだろう」。看護師が妊娠するたびに不安に陥りました。

でも、出産した看護師が復帰して、すぐにブランクを乗り越えて頑張る姿を見るうち、不安はなくなりました。また妊娠、出産、子育てと経験を重ねるたびに患者の気持ちを理解できる、度量のある素晴らしい看護師に成長していくこともわかりました。

女性は、出産や子育てなどのブランクで、多少仕事のキャリアが小刻みになっても、長く働き続けることで徐々にスキルを身につけていく能力をもっています。

そして母になると、強さや優しさがパワーアップします。

だから多少、まわり道しても、何も心配することはありません。

これからの女性には、男性と同じようにスキルを身につけるだけではなく、妊娠、出産、子育てに無理のないテンポでキャリアを積んでいく道もあるはずです。

母親になったあなたは、これまで以上に何事にも前向きに頑張れるはずです。だから、安心して子どもを産んでください。この本が、多くの女性たちが幸せになれるように、少しでもお役に立てれば嬉しいです。

また最後になりましたが、この本をつくるにあたり、お世話になった方にお礼を申し上げたいと思います。不妊治療、不妊予防についていつもご指導いただき、「不妊予防フォーラム」での講演の機会を与えてくださった生殖バイオロジー東京シンポジウム代表・鈴木秋悦先生、不妊予防協会理事長・久保晴海先生。この講演が本づくりのきっかけになりました。そして本文の校生に助言をいただいた札幌医大准教授・遠藤俊明先生に深謝いたします。

忙しい中、夜遅くまで何回も打ち合わせにつきあっていただいた編集ライターの市田愛子さん、村本香子さん、（二人には、スタジオ ヒグチ代表の樋口敬勇さん、栄養士の資格をもつフードコーディネーターの武藤聡子さんなど心強いプロフェッショナルを紹介していただき、助けていただきました）。

また、ミカＢＩＣＳの作成にご協力いただいたヨガインストラクター佐野凡子さん、縁の下の力持ちで、いつもパワフルな美加レディースクリニックのスタッフ一同に。基本となる講演スライド作成に助言をいただいた齊藤要一先生、そして、これまでずっと私をささえてくれた母（美津代）、娘（優香と璃菜）に感謝します。

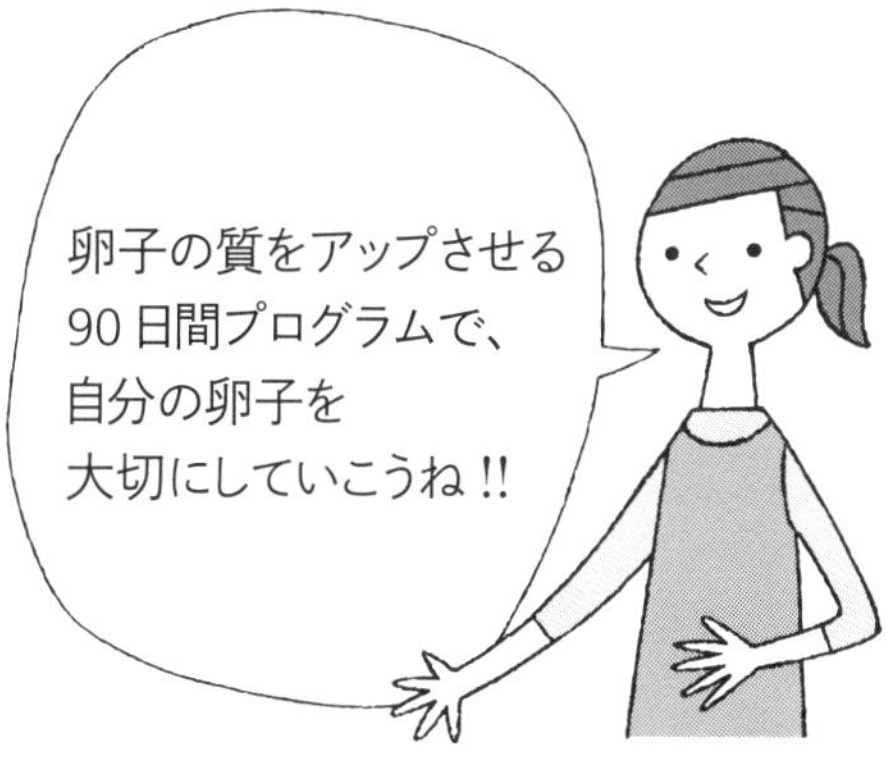
卵子の質をアップさせる
90日間プログラムで、
自分の卵子を
大切にしていこうね!!

金谷美加　かなや・みか

産婦人科医・生殖医療専門医
1985年札幌医科大学卒業。札幌医科大学附属病院産婦人科にて、15年間、不妊症及び習慣流産に関する研究、治療をおこなう。
2000年、札幌市に、不妊症と不育症の治療を専門とする「美加レディースクリニック」を開業。2007年に「卵巣年齢外来」を立ち上げる。2児を抱え、33歳で離婚。現在、2人の娘は20代の妊娠適齢期である。

30代までに絶対に知っておきたい卵子の話

2014年3月10日第1版第1刷発行

著　者　金谷美加
発行者　玉越直人
発行所　WAVE出版
〒102-0074　東京都千代田区九段南4-7-15
TEL 03-3261-3713　FAX 03-3261-3823
振替 00100-7-366376
E-mail:info@wave-publishers.co.jp
http://www.wave-publishers.co.jp

印刷・製本　中央精版印刷

ISBN978-4-87290-625-7
NDC598 224P 19cm